JN209109

実践！輸血

ポケット

マニュアル

順天堂大学大学院医学研究科 輸血・幹細胞制御学 教授 **大坂　顯通** 著

順天堂大学大学院医学研究科 輸血・幹細胞制御学 准教授
順天堂大学医学部附属浦安病院 輸血室長 **大久保光夫**

中外医学社

まえがき

　本書は，タイトルにも掲げたように，臨床現場において輸血療法を実践する医療従事者を対象に企画された輸血ポケットマニュアルです．従来，輸血療法に関する著書は数多くありますが，携帯可能なポケット判の輸血マニュアルは，「輸血療法の実施に関する指針」と「血液製剤の使用指針」以外にはなかったように思います．本書の最大の特徴は，輸血療法を行うプロセスに沿って，シチュエーション別に，なぜ，その作業を行わなければならないのかの理由と解説を記載した点です．

　本書は，第Ⅰ部 輸血療法概論，第Ⅱ部 輸血療法の実際，第Ⅲ部 ミニキーワード集の三部構成です．第Ⅰ部は，輸血療法の基礎知識と概要について総論的に記載しており，輸血療法全体の知識を再確認することができます．第Ⅱ部の輸血療法の実際は，本書のメインパートであり，輸血療法のプロセスに沿って項目立てを行い，なぜ，その作業を行わなければならないのかの理由と解説を記載しています．第Ⅲ部のミニキーワード集は，輸血療法に関して重要と思われるキーワードについて，簡潔な説明を加えました．和文（アイウエオ順）と欧文（アルファベット順）に分かれており，原則として，どちらからでもキーワードにたどり着けるようにしました．また，説明文中の赤字で示した用語は，別項目としてキーワード集に収載されています．本書において，各章の記載に重複する部分がありますが，シチュエーション別に読まれることを念頭においているためです．本書は，輸血療法の実践に主眼をおいており，個々の病態に関する記述は必要最小限にとどめておりますので，必要な場合には他書を参照していただければと思います．

本書を執筆するきっかけは，医療系の職種を目指す学生さん
を対象に企画された『輸血学テキスト』を中外医学社から出版
させていただいたことです．学生さんの勉強のために書かれた
テキストは，とかく定型的になりがちで，実際の輸血療法のプ
ロセスからかけ離れている感を否めませんでした．やはり，臨
床現場において輸血療法を実践している医療従事者のためのテ
キストが必要ではないかと，ずっと考えてきました．今回，中
外医学社企画部の担当の方から，ユニークな企画ではないかと
いうご判断をいただいたことで，執筆することになりました．
本書は，2017 年 5 月から順天堂大学医学部附属浦安病院の輸
血室長にご就任された大久保光夫先生との共著になります．大
久保先生は，以前より輸血療法に関する著書を執筆されており，
輸血医学にとても造詣の深い先生です．共著ということで，文
章のニュアンスが若干異なる部分もあるとは思いますが，ご了
承いただければと思います．

　臨床現場において，輸血療法を行う上で迷った場合などに，
ポケットから出して参照していただけましたら，著者としてこ
の上ない喜びです．

2018 年 初夏の御茶の水にて

大 坂 顯 通

目次

6. 輸血副反応の有無をチェックする【看護師・医師】

Ⅲ. ミニキーワード集

1 輸血療法について

(1) 輸血療法の基本的な考え方

　輸血療法は，他人（同種血製剤）あるいは自分（自己血製剤）の血液成分（血球，血漿）の補充を基本とする細胞治療である．血漿製剤を除く同種血製剤であれば，他人の生きた細胞（血球）を使って，患者に不足している機能を補う治療法といえる．輸血療法は補充療法であり，血液の成分ごとに補う成分輸血が現代の輸血療法である．

　近年，骨髄だけではなく，末梢血あるいは臍帯血に由来する造血幹細胞を輸注して根治を目指す造血幹細胞移植が積極的に行われている．現代の輸血療法は，従来の輸血療法にとどまらず，造血幹細胞移植や iPS 細胞を利用した再生医療まで包含する細胞治療といえる．他人の生きた細胞を使用する治療法である以上，同種免疫反応を含むリスクが伴うことを銘記すべきである．

1) 輸血療法の目的

　輸血療法は，血液成分の一部が失われるか，あるいはその機能が低下した場合に，それによって生じる症状や異常所見を改善するために行われる．検査所見において異常値が認められた場合に，その値を正常域へ戻すために行うものではない．

2) 輸血療法は補充療法である

　輸血療法は，血液成分の欠乏あるいは機能不全に基づく臨床上問題となる症状を認めた場合に，その成分を補充して症状の軽減を図る補充療法である．血球には寿命があり，輸血療法の効果は一過性であるので，輸血療法単独では根本的治療となりえない．漫然と輸血療法を継続せず，輸血を行う目標値と有効性の評価が必要である．

3) 輸血療法は同種移植と相同の治療法である

一般的な同種血輸血の場合は，他人の組織の一部である血液を輸血するので，単なる点滴治療ではなく，同種移植の1つと考えるべきである．特に，赤血球輸血および血小板輸血において，他人の生きたリンパ球も輸注されることになるので，同種移植において発生しうる移植片対宿主病（GVHD）のリスクについても留意する必要がある．

4) 輸血療法はリスクとのバランスを考慮して行う

輸血療法には，輸血感染症および免疫学的輸血副反応が生じるリスクが存在する【Ⅱ-6-(3)を参照】．輸血用血液製剤が本質的に内包するリスクを認識し，リスクを上回る効果が期待されると判断された場合にのみ輸血療法を行う．言い換えれば，輸血療法を行わないと患者の生命に危険が及ぶ，あるいはその状況が予想される場合に輸血療法を行う．代替治療が存在する場合には，まず代替治療を優先して治療を開始し，その効果が不十分である場合に輸血療法を併用するのが原則である．

5) 説明と同意（インフォームド・コンセント）

輸血の適応（必要性と効果），輸血のリスク，輸血の選択肢（同種血・自己血）などについて，患者あるいはその家族に理解しやすい言葉でよく説明し，文書にて同意を得る．輸血療法におけるインフォームド・コンセントとして，輸血同意書の取得が必要である【Ⅱ-1-(4)を参照】．

(2) 輸血用血液製剤の製造過程と医療機関への供給体制

(2)-1 輸血用血液製剤の製造過程

輸血用血液製剤の製造は，最初のステップである献血者の採血から始まる．日本赤十字社血液センターの献血ルームでは，献血者保護の立場から，献血方法別の採血基準があり，この基準に合致した献血希望者からのみ採血を行っている．献血方法

には，全血採血（400 mL，200 mL）と成分採血（血小板，血漿）があり，採血基準は献血方法により異なる．検診医が，献血希望者に対して問診と検診を行って採血の可否を判断する．採血基準に合致し，問診および検診で合格となった献血希望者から採血を行う．採血に際しては，輸血後細菌感染症を防止する目的で初流血除去を行っている．

　感染症スクリーニング検査および核酸増幅検査（NAT）が陰性の血液を原料として，種々の成分の輸血用血液製剤が製造される．採血された血液は，製造に入る前に白血球除去フィルターを用いて白血球除去を行う（保存前白血球除去）．その後，種々の赤血球製剤，血小板製剤，新鮮凍結血漿が製造される【Ⅱ-1-(2)を参照】．

(2)-2　輸血用血液製剤の供給体制

　日本赤十字社血液センターにおいて製造された輸血用血液製剤は，医療機関の輸血部門の発注を受けて供給される．供給体制は地域事情により異なるが，日本赤十字社血液センターが製剤の供給を直接行う直配体制と供給のみを業者（東京都であれば献血供給事業団）が行う配送業務委託があり，24時間365日の供給を行っている．医療機関の発注から供給までの時間は，各都道府県の赤十字血液センターの再編に伴い，地域により異なるようである．医師は，自施設を管轄する赤十字血液センターの状況を把握し，余裕をもって輸血の申込みを行う必要がある．

(3)　輸血用血液製剤の安全対策

(3)-1　日本における血液事業の流れ

　日本において，1952年に日本赤十字社東京血液銀行および民間の血液銀行が設置されたが，当時は売血による血液供給が主体であり，輸血を受けた患者の半数が肝炎を発症するような

状況であった．1964年に無償献血を基盤とした血液事業が閣議で決定されたことをうけ，日本赤十字社による献血事業と輸血用血液製剤の供給システムに切り替えられた．無償献血とは，血液あるいは血液成分を自由意志により提供し，報酬（現金ないし換金しうるもの）を求めない献血をいう．ほとんどの先進国では無償献血が一般的である．

(3)-2　輸血感染症の防止対策

　輸血感染症とは，輸血用血液製剤あるいは血漿分画製剤を介して，献血者が保有する感染性病原微生物が患者へ伝播する感染症をいう．輸血感染症を防止する目的で，感染症スクリーニング検査が行われている．検査項目として，B型肝炎ウイルス（HBV）はHBs抗原・抗HBs抗体・抗HBc抗体，C型肝炎ウイルス（HCV）は抗HCV抗体，ヒト免疫不全ウイルス（HIV）は抗HIV-1/2抗体，ヒトTリンパ向性ウイルスⅠ型（HTLV-I）は抗HTLV-I抗体，梅毒血清反応，ヒトパルボウイルスB19抗原検査が行われる．さらに，血清学的スクリーニング検査で陰性と判断されたすべての検体を対象として，HBV・HCV・HIV-1/2について核酸増幅検査（NAT）が行われる．

(3)-3　その他の安全対策

1）輸血後移植片対宿主病（PT-GVHD）

　PT-GVHDは，輸血用血液製剤中に残存する献血者に由来するリンパ球（移植片）が，患者に輸血された後，異物として排除されずに患者体内で増殖し，患者組織を攻撃する病態である【Ⅱ-6-(3)を参照】．確立された治療法がなく，いったん発症すると致死率は非常に高い．新鮮凍結血漿を除く（血球成分を含まない）輸血用血液製剤に対して，最低15 Gy，最高50 Gyの条件下で放射線を照射してリンパ球を不活化した放射線照射血の使用が推奨される．放射線照射血の導入以降，輸血用

血液製剤による PT-GVHD の新規発生例の報告はない.

2) 保存前白血球除去

保存前白血球除去とは，日本赤十字社血液センターが輸血用血液製剤を製造して保存する前に，白血球除去フィルターを使用して白血球除去（実際には減少させる）を行う方法である．血液製剤 1 バッグ中に含まれる白血球数を 1×10^6 個以下に減少させることで，白血球に起因する輸血時の発熱反応，同種抗体産生（血小板輸血不応状態），サイトメガロウイルス感染症など，輸血副反応の発現を抑制している.

3) 初流血除去

献血者から採血する際に，採血バッグの針を刺した直後に流出する血液（初流血）から，消毒が困難な皮膚毛嚢に存在する細菌や切り取られた小皮膚片がバッグ内に混入し，輸血後細菌感染症を引き起こす可能性がある．初流血除去とは，献血者から採血する際に，初流血として約 25 mL を別のバッグに採血し，その後に本バッグに採血する方法をいう．初流血は検査用血液として使用し，輸血用血液製剤の原料としては使わない．血小板製剤は 20～24℃で保存するため，初流血除去を行う意義は大きい.

4) 生物由来製品感染等被害救済制度

ヒトの細胞組織等に由来する生物由来製品において，最新の科学的知見に基づく安全対策を講じたとしても，感染症を伝播するリスクを完全には否定できない．生物由来製品感染等被害救済制度は，生物由来製品を介した感染症等による健康被害について，民事責任とは切り離し，製造業者等の社会的責任に基づく共同事業として，迅速かつ簡便な救済給付を行う．救済の対象は，適正な目的で適正に使用された（指針を遵守した）にもかかわらず発生した感染等の健康被害である.

5) 遡及調査

遡及調査とは，患者へ輸血が行われた後，当該輸血用血液製剤に感染性病原体が含まれていた可能性が疑われた場合に，そ

の血液を提供した供血者の情報，その血液に由来する血液製剤の情報，その血液製剤を輸血された患者の感染についての情報を収集し，科学的に分析・評価することをいう．当該血液に由来する輸血用血液製剤が複数存在する場合には，複数の患者へ感染が拡大する可能性がある．感染拡大を防止するためには，医療機関，日本赤十字社血液センター（輸血用血液製剤の製造・供給），血漿分画製剤の製造販売会社，厚生労働省（感染症情報のとりまとめ・薬事上のコントロール）の速やかな連携が必須である．厚生労働省から"血液製剤等に係る遡及調査ガイドライン"が出されているので，詳細はガイドラインを参照していただきたい．

(4) 輸血療法のガイドラインについて

　日本の輸血療法において，最も重要なガイドラインは厚生労働省医薬・生活衛生局策定の「血液製剤の使用指針」である．平成29年3月改訂版では，日本輸血・細胞治療学会による海外文献解析を取り入れた輸血のトリガー値が示されている．本指針は，厚生労働省のホームページ上で公開されているが，「血液製剤の使用にあたって（第5版）」がじほう社から出版されている．また，輸血用血液製剤の管理や輸血の実施に関しては「輸血療法の実施に関する指針」が出されているので，併せて参照していただきたい．以下，いくつか重要なガイドラインについてURLを記載したので，必要に応じて参照していただきたい．なお，URLは変更になる場合がある．

「血液製剤の使用指針」（平成29年改訂版）
　http://www.mhlw.go.jp/file/06-Seisakujouhou-
　11120000-Iyakushokuhinkyoku/0000161115.pdf

「輸血療法の実施に関する指針」（平成 17 年 9 月改定版）
  http://www.mhlw.go.jp/new-info/kobetu/iyaku/
  kenketsugo/5tekisei3a.html

「科学的根拠に基づいた赤血球製剤の使用ガイドライン」
  http://yuketsu.jstmct.or.jp/wp-content/uploads/2016/
  10/67dbe473f17b5f9392fdbae840b65920.pdf

「科学的根拠に基づいた血小板製剤の使用ガイドライン」
  http://yuketsu.jstmct.or.jp/wp-content/uploads/2017/
  06/c10494e13d5d73a9febc5c3a9bbaaff2.pdf

「科学的根拠に基づいた新鮮凍結血漿（FFP）の使用ガイドラ
  イン」
  http://yuketsu.jstmct.or.jp/wp-content/uploads/2017/
  05/65fd47689873ac634a3b19e16188e27f.pdf

「科学的根拠に基づいたアルブミン製剤の使用ガイドライン」
  http://yuketsu.jstmct.or.jp/wp-content/themes/jstmct/
  images/medical/file/guidelines/1530_guidline.pdf

「科学的根拠に基づいた小児輸血のガイドライン」
  http://yuketsu.jstmct.or.jp/wp-content/uploads/2017/
  10/adecd4517f22a7049d3ed60a2ee03e14.pdf

「危機的出血への対応ガイドライン」
  http://yuketsu.jstmct.or.jp/wp-content/themes/jstmct/
  images/medical/file/guidelines/Ref4-1.pdf

「産科危機的出血への対応指針 2017」
  http://www.jaog.or.jp/all/letter_161222.pdf

「宗教的輸血拒否に関するガイドライン」
　http://yuketsu.jstmct.or.jp/wp-content/themes/jstmct/
　images/medical/file/guidelines/Ref13-1.pdf

「血液製剤の院内分割マニュアル」
　http://yuketsu.jstmct.or.jp/wp-content/uploads/2016/
　10/080651623c5a2bdbc0d67ddf647e421f.pdf

（大久保光夫，大坂顯通）

2 輸血療法の概要

(1) 輸血療法のカスケード

　輸血療法は，①輸血の決定，②患者検体の採血，③輸血関連検査，④輸血の準備，⑤輸血の実施と患者観察，⑥輸血副反応のチェックの順に行われる．図1に輸血療法のカスケードの概念図を示す．輸血療法は，職種が異なる複数の医療従事者が関与する治療法であり，職種ごとに基本的な役割は異なる．しかし，オーバーラップする部分もあることから，職種間のコミュニケーションをとることが重要である．各々の役割内に留まることなく，他の職種の役割を理解することにより，1人の患者に対して，安全な輸血療法を提供することが可能となる．以下，医師，臨床検査技師，看護師の各々の役割について，カスケードに沿って概説する．

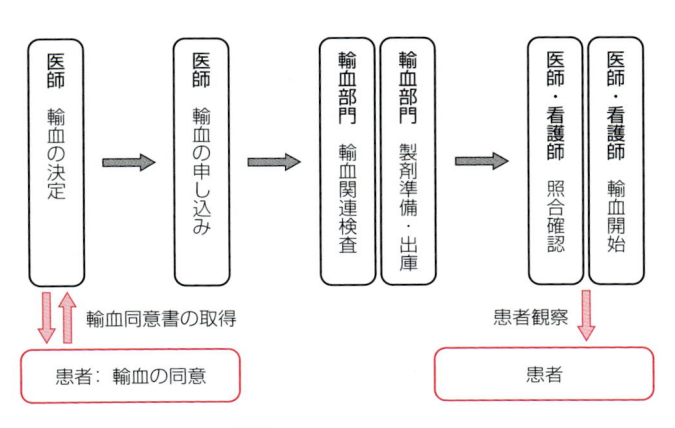

図1　輸血のカスケード

(2) 輸血療法の概要

(2)-1 医師の役割

　医師は，まず，患者を診察して輸血療法の必要性を判断し【Ⅱ-1-(1)を参照】，輸血関連検査用の患者検体を輸血部門へ提出する．ちなみに，患者のABO血液型は1回の検査結果では確定できず，異なるタイミングで採血された2つの検体を用いて検査を行い，結果が一致した場合に患者のABO血液型が確定される．したがって，ABO血液型が判明するまでには2回の採血が必要となる．

　医師は，「血液製剤の使用指針」に基づいて，患者の病態から判断して輸血用血液製剤あるいは血漿分画製剤を選択し【Ⅱ-1-(2)を参照】，適切な輸血量を決定する【Ⅱ-1-(3)を参照】．次に，患者あるいは患者家族に対してわかりやすい言葉で説明し，理解されたことを確認した後に輸血同意書を取得する【Ⅱ-1-(4)を参照】．

　さらに，医師は，輸血部門へ輸血の申込みを行う【Ⅱ-1-(5)を参照】．輸血の申込みに際して，輸血部門の臨床検査技師から疑義照会があった場合には，申込み内容が輸血用血液製剤あるいは血漿分画製剤の適応に準拠していない可能性がある．疑義照会は，医療行為における医師の裁量権を侵害するものではないが，薬剤師による処方箋の疑義照会と同様に，輸血の申込みに際しても，医師は真摯に応対することが求められる．

　医師は，ベッドサイドで輸血を実施する場合，看護師と読み合わせ確認によるダブルチェックを行い，輸血開始後5分間はベッドサイドにとどまって患者の観察を行うことが望ましい．万一，患者あるいは血液バッグの取り違えによる過誤輸血が発生した場合，輸血開始後5分以内に何らかの症状が出現することが多いことから，医師がベッドサイドにとどまることで迅速な対応が可能となり，患者を救命する可能性が高くなる．また，医師の立場から輸血副反応をチェックすることも重要であ

る【Ⅱ-6-(2)を参照】．特に，遅発性輸血副反応の出現を念頭
におく必要がある．

一般的に，ベッドサイドで輸血を実施する場合，2人の看護
師がダブルチェックを行った後に輸血を開始していると思われ
る．ベッドサイドにおける輸血の実施は看護師に任せ，医師は
輸血の指示を出しておしまいというのでは，安全な輸血療法を
患者に提供することはできない．

(2)-2　臨床検査技師の役割

輸血部門の臨床検査技師は，「輸血療法の実施に関する指針」
および業務マニュアルを遵守して輸血関連検査（血液型検査，
不規則抗体スクリーニング・同定検査，交差適合試験など）を
行う【Ⅱ-3を参照】．また，赤血球系検査を実施する場合には，
日本輸血・細胞治療学会の「赤血球型検査（赤血球系検査）ガ
イドライン改訂版」も併せて参照することが望ましい．以下に，
URL を記載する．http://yuketsu.jstmct.or.jp/wp-content/
themes/jstmct/images/medical/file/guidelines/
GuideLine3.pdf

医師による輸血の申込みに際して，依頼伝票（あるいは電子
カルテ）を点検し，未実施の検査や未記入の項目がある場合に
は，担当医に連絡をとって完成させる．また，依頼内容が，輸
血用血液製剤あるいは血漿分画製剤の適応に準拠したものであ
ることを確認する．輸血管理料の施設基準において，「輸血製
剤が適正に使用されていること」と明示されている．適正輸血
を実践するためには，輸血部門の臨床検査技師が，医師の申込
み内容をチェックする手順は必須である．さらに，輸血同意書
が取得されていることを確認する．

医師による輸血の申込みに際して，「血液製剤の使用指針」
を遵守した依頼内容であるか否かを判断することが最も重要で
ある．これは，輸血前監査として，適正輸血を推進するために
必要な手順である．したがって，輸血部門の臨床検査技師は，

医療情報システムから最新の患者データを参照して，申込み内容の適切性を判断する必要がある．申込み内容が血液製剤の適応に準拠していないと判断される場合，および申込み単位数が明らかに過剰であると判断される場合には，担当医に疑義照会を行う．

　輸血部門から血液製剤を出庫する際，臨床検査技師は，搬送者（看護師あるいは看護助手）と血液製剤の読み合わせ確認によりダブルチェックを行う．出庫先で輸血が終了した後は，血液バッグを回収して，輸血副反応の有無を確認する．

　緊急輸血が必要な場合には，O型赤血球輸血がよいか，ノークロスマッチがよいか，生食法の交差適合試験のみがよいかなどの確認も必要である．そのためには，手術室や救命救急室などへ直接出向いて，現場の状況について，臨床検査技師自らが確認することも必要である．

(2)-3　看護師の役割

　看護師は，医師の指示に従って，輸血関連検査用の患者検体を採血する【Ⅱ-2を参照】．輸血実施部署に血液製剤が届いたら，まず，受け入れ時確認を行う【Ⅱ-4-(1)を参照】．届いた血液製剤が，当該患者に準備されたものであることを確認した後，凝集塊を除くフィルターがついた輸血セットを準備する．次に，輸血用血液製剤の外観をチェックする【Ⅱ-4-(4)を参照】．血液製剤に対する放射線照射を施設内で行っている場合には，放射線照射済みであることを確認する．

　ベッドサイドで輸血を実施する場合は，看護師は，まず，患者のバイタルサインを確認する【Ⅱ-5-(1)を参照】．次に，医師と看護師（あるいは看護師2人）による読み合わせ確認を行う【Ⅱ-5-(2)を参照】．可能であれば，読み合わせ確認に加え，電子照合を併用する【Ⅱ-5-(3)を参照】．看護師は，輸血を1mL/分のゆっくりとした速度で開始し【Ⅱ-5-(4)を参照】，輸血開始5分後および15分後に患者の状態を確認する【Ⅱ

-5-(5) を参照】. 輸血速度は, 15 分間の観察中に異常がなければ 5 mL/ 分に増量するが, 慢性心不全のある患者や小児では, そのままゆっくりと輸血を継続する.

　看護師は, 輸血終了時も同様にバイタルサインを確認し, 輸血副反応の有無を記録する【Ⅱ-6-(1) を参照】. 全量を輸血しなかった場合や途中で中止した場合には, 状況および理由について正確に記載し, 空バッグは輸血部門へ返却する.

(3) 輸血療法の実際

(3)-1 周術期輸血とそれ以外の輸血療法

　輸血療法は, 外科系診療科で行われる周術期輸血と内科系診療科で行われる一般的な輸血療法に大別される.

　周術期とは, 手術中だけではなく, 手術前後の期間を含めた一連の期間をいう. 手術予定が決まってから手術室へ入るまでの術前, 麻酔が導入され手術が終了するまでの術中, 手術室の退室から退院までの術後と 3 つのステップがある. 術前は, 必ずしも輸血療法の対象とはならない. 手術中の輸血は, 循環血液量に対する出血量の割合から判断して成分輸血を行う. 手術後に, 明らかな活動性出血がなく全身状態に異常を認めなければ, 輸血療法の対象とはならない.

　医師が輸血の申込みを行う場合, 輸血部門において, 手術中に輸血を行う場合は "手術用準備血", 一般的な輸血を行う場合は "準備血以外" と区別することが多い.

　手術用準備血とは, 手術時に使用する輸血用血液製剤を準備する依頼 (申込み) 方式である. 準備血以外の申込みとは異なり, 準備しても実際には使用しない可能性がある単位数を含んでいる. 手術用準備血の準備方法 (後述) や準備単位数は, 外科系診療科単独で決定するのではなく, 輸血部門が中心となって検討し, 輸血療法委員会などで決定すべき事項である.

　準備血以外の輸血用血液製剤は, 確実に輸血を行う前提で輸

血部門から出庫されることから，輸血を行う直前に出庫されることが望ましい．出庫してから輸血を実施するまでの時間が長い場合には，輸血用血液製剤が出庫先で放置されることになり，患者あるいは血液バッグの取り違えにつながる可能性がある．言い換えれば，輸血実施部署に血液製剤が届いたら，手順に沿って，速やかに輸血を開始することが基本である．これは，輸血実施部署では輸血用血液製剤を保管しない，輸血用血液製剤は輸血部門でのみ保管するという原則に基づいている．また，輸血療法は輸血副反応などのリスクを伴う治療法であることから，勤務するスタッフが少ない時間帯で輸血を行うことは，できるだけ避けるべきである．

(3)-2　輸血実施部署別の輸血療法

1）病棟

　病棟における輸血療法は，原則として，計画的な輸血を行う状況が一般的だと思われる．したがって，人員の少ない夜間などに輸血を行うことは，できるだけ避けるべきである．また，勤務帯をまたいで輸血が行われる場合には，確実に申し送りを行う必要がある．

　輸血用血液製剤に関して，赤血球輸血であれば，交差適合試験済みの赤血球製剤が輸血部門から出庫されることから，当該患者へ確実に輸血を行うことが求められる．血小板製剤は基本的に予約製剤であり，使用前日までに輸血の申込みを行うが，当日朝に発注を行うと夕方に入庫する地域もある．新鮮凍結血漿は，輸血部門が融解して出庫する場合は，3時間以内に輸血を完了する必要がある．輸血部門から凍結状態で出庫される医療施設では，病棟において，外見に破損がないことを確認したうえで，ビニール袋に入れて30～37℃のぬるま湯で融解し，3時間以内に使用する．

　病棟に届いた輸血用血液製剤は，受け入れ時の確認【Ⅱ-4-(1)を参照】，輸血準備時の確認【Ⅱ-4-(3)を参照】，ベッドサ

イドにおける輸血実施時の確認【Ⅱ-5-(2)を参照】と，複数回のダブルチェックを経て輸血が実施される．届いた輸血用血液製剤が，当該患者に準備されたものであることを確実に照合する必要がある．

輸血用血液製剤は，輸血部門でのみ保管するのが原則である．仮に，ナースステーションの血液保冷庫に血液製剤を保管する場合，血液製剤を常に適切な条件で保管すること，ピックアップミスを防止すること，期限切れの廃棄血を出さないことなど，細やかな対策が必要であり，多忙な看護師が血液製剤の保管・管理を担当するのは困難であると思われる．また，余計な労力をかける割に安全性は低いといわざるを得ない．輸血用血液製剤の保管・管理は，プロフェッショナルな輸血部門に任せるのが最善である．

①病棟に届いた輸血用血液製剤は，放置せずに，手順に沿って，速やかに輸血を実施する．
②病棟では，複数の患者に輸血が予定されていることがあり，輸血準備と輸血実施は1人の患者ごとに行うのが基本である．

2) 手術室

本項では，手術室において使用する手術用準備血の中で，赤血球製剤について概説する．

手術用準備血とは，輸血用血液製剤の依頼に際して，文字通り，手術に際して使用する輸血用血液製剤を準備する場合の依頼方式である．"準備血以外"とは異なり，輸血用血液製剤を依頼しても実際には使用しない可能性がある分（単位数）を含んでいる．一定の出血量が予想される手術において，赤血球製剤であれば交差適合試験済み準備血は何単位を準備するのか，準備する輸血用血液製剤は赤血球製剤だけでよいのかなど，診療科・術式・術者によって考え方は異なると思われる．

　一般的に，ある患者の手術のために準備した"交差適合試験済み手術用準備血"は，その手術が終了するまでは，他の患者に使用（転用）できない．したがって，手術用準備血についてすべて交差適合試験を済ませて準備すると，手術患者数に応じて赤血球製剤が必要となり，輸血部門は膨大な血液在庫を抱えることになる．その場合には，有効期限が過ぎた廃棄血が増加するリスクが高くなり，医療施設の経済的損失だけではなく，有限の血液資源を無駄にすることになる．

　手術用準備血に対する輸血準備法として，①タイプ＆スクリーン（T&S），②最大手術血液準備量（MSBOS），③手術血液準備量計算法（SBOE）がある．

　T&S は，血液型不規則抗体スクリーニング法ともいい，手術用準備血に対する合理的な輸血準備法の１つである．輸血を行う可能性が低いと予測される待機的手術において，"交差適合試験済み手術用準備血"を用意しない方法である．T&S は，患者の ABO 血液型が確定しており，RhD 陽性で不規則抗体が陰性の場合に，交差適合試験を行わずに輸血用血液製剤を準備（待機）するものである．実際に輸血が必要になった場合には，輸血用血液製剤の ABO 血液型（オモテ試験）を確認して ABO 同型血を選択するか，交差適合試験の主試験（生理食塩液法による迅速法）のみを行って適合であることを確認するか，あるいは，コンピュータクロスマッチにより輸血用血液製剤を出庫する．出庫後に，後追いで交差適合試験を行い，適合であることを確認する場合もある．

　MSBOS は，輸血を行う可能性が高く，合併症のない定型的な待機的手術症例を対象として，"交差適合試験済み手術用準備血"の準備量を予測出血量の 1.5 倍以下とすることで，過剰な"交差適合試験済み準備血液量"を抑制することに主眼をおいた方法である．術式別の平均的な輸血量（T）と準備血液量（C）をあらかじめ調査し，両者の比（C/T）が 1.5 倍以下になるような輸血量を算定し，算定した量の血液製剤について，

交差適合試験を行って準備する方法である．MSBOS は，術式別の平均的な輸血量から算出するもので，患者の術前の貧血レベルなど個別の状況は考慮されないことを銘記すべきである．

SBOE は，T&S を前提としたより無駄の少ない方法である．患者の術前ヘモグロビン値（A），患者が許容できる輸血開始ヘモグロビン値（B，Hb 7〜8 g/dL），術式別の平均的な出血量（C）の 3 つの数値を基に，まず，A–B の値から患者が許容しうる血液喪失量（出血予備量，D）を求め，C と D との差を血液準備量として単位数に換算（200 mL を 1 単位とする）して患者固有の血液準備量を算定する．C>D の場合には算定された単位数を四捨五入して整数単位数の“交差適合試験済み手術用準備血”を準備する．C<D の場合には，T&S の対象として手術用準備血を用意する方法である．

T&S，MSBOS，SBOE などの手術用準備血に対する輸血準備法は，外科系診療科が単独で導入するものではなく，輸血部門が中心となって検討し，輸血療法委員会などで導入を決定すべき事項である．特に，T&S において実際に輸血が必要となった場合，術中の追加オーダーの場合，緊急大量出血の場合において，輸血用血液製剤を迅速に出庫する体制が構築されていることが前提となる．具体的には，院内における輸血用血液製剤の備蓄量の確保，オーダーから出庫までの時間，手術室までの搬送時間など，輸血部門を中心とする体制が“正常に”機能することが前提である．

①手術室における輸血療法は，緊急性が要求される場面が多くあり，輸血実施時のダブルチェックは，ないがしろにされる傾向がある．しかし，時間がないとか忙しいというのは，照合確認を省く理由にはならないし，まして患者のためにはならない．どんなに急いでいても，照合確認を必ず行うことが必要である．

②手術室に搬入した輸血用血液製剤は，未使用であれば，手術が終了した時点で，速やかに輸血部門へ返却する．

3）外来

外来における輸血療法は，外来通院中の患者に対して，定期的に輸血療法が必要となる血液疾患患者が主体と思われる．患者の出入りが頻繁な外来処置室のベッドで輸血を行うことが想定されることから，患者誤認あるいは血液バッグの取り違えによる過誤輸血を防止することが重要となる．外来患者の確認方法として，患者本人に氏名と生年月日（医療施設によっては誕生日）を名乗ってもらうことが基本である．病棟で使用しているリストバンドを外来で使用することはできないが，リストバンドと同じ患者識別バーコードを診察券に印字することにより，外来の輸血においてもバーコードによる照合確認が可能である．筆者が勤務する順天堂医院では，この方法を使って，外来でもバーコード照合を実践している．また，アナフィラキシー反応などの即時型輸血副反応への対処法も，事前に確認しておくことが望ましい．

外来における輸血療法では，1回あたりの輸血量と輸血回数について注意を払う必要がある．慢性の貧血では，既に心臓負荷がかかっている可能性があり，輸血による輸血随伴循環過負荷（TACO）【Ⅱ-6-(3)を参照】のリスクが潜在すると考えられる．したがって，赤血球輸血は1回あたり2単位までとし，2時間以上かけて輸血を行うことが望ましい．再生不良性貧血や骨髄異形成症候群の患者では，頻回輸血が必要となることから，鉄過剰症の発現に注意を払う必要がある．また，重篤な輸血副反応である輸血関連急性肺障害（TRALI）【Ⅱ-6-(3)を参照】は，一般的に輸血後数時間以内に発症することが多く，輸血終了後に病院を出てから症状が発現することもある．患者に対して，呼吸困難が出現した場合には速やかに外来を再診す

るように指導することも必要である.

(3)-3 危機的出血への対応

危機的出血とは, 50 mL/ 分以上の速度の出血, 1,500～2,000 mL 以上の出血, 心停止や重大な永続的後遺症が起こるかもしれない出血など, いわゆる大量出血をさす用語である. 危機的出血における輸血療法は, 救命を最優先して行うことから, 赤血球輸血においては, 交差適合試験を省略して ABO 血液型の同型血あるいは O 型赤血球液を使用するなど, 通常の輸血療法とは異なる方法で行う【Ⅱ-2-(1)を参照】. 日本麻酔科学会および日本輸血・細胞治療学会では「危機的出血への対応ガイドライン」をホームページ上で公開しているので, あらかじめ参照していただくことをお勧めする. 危機的出血に対して速やかに対応するためには, 麻酔科医と術者だけではなく, 手術部と輸血部門, さらには日本赤十字社血液センターとの連携が必要である.

大量輸血とは, 日本においては, 24 時間以内に循環血液量以上の輸血を行う場合と定義されている. 大量輸血が行われる状況としては, 出血速度が速いために輸液や輸血による治療が追いつかず, 血行動態が不安定となる危機的出血を呈する場合である. 赤血球輸血では, 交差適合試験に固執せずに, ABO 血液型の同型血あるいは O 型赤血球液を輸血する（異型適合血輸血）. 異型適合血輸血の考え方は, 救命治療以外にも同型の血液製剤の在庫を使い果たした場合や, 血液型不一致の造血幹細胞移植の前後でも実施されることがある.

(3)-4 自己血輸血

自己血輸血は, 同種血輸血に伴う輸血副反応の回避や稀な血液型の血液確保などを目的として, 患者自身の血液（血球, 血漿）を輸血する方法である. 自己血輸血には（術前）貯血式自己血輸血,（術中）回収式自己血輸血,（術前）希釈式自己血輸

血がある．

1）貯血式自己血輸血

貯血式自己血輸血は，最も一般的に行われている自己血輸血であり，循環血液量の 15％以上の出血（600 mL 以上）が予測され，手術までに貯血の時間的余裕がある待機的手術において，1週間以上の間隔をおいて1回に循環血液量の 10％あるいは 400 mL を上限としての貯血を行い，周術期に輸血する方法である．適応とならないのは，抜歯後など感染症の可能性がある場合，重篤な心疾患（不安定狭心症，左室流出路狭窄，大動脈弁狭窄）がある場合などである．貯血量に限界はあるが，一般的には，400 mL の全血を2回採血して 800 mL の貯血量を確保することが多い．自己血採血時に血管迷走神経反応や正中神経損傷などの合併症が発生する可能性がある．

 実際の手術において，想定以上の出血があった場合には同種血輸血を併用せざるをえないことがある．手術用準備血の申込みを行う際は，自己血製剤だけではなく，万一を考えて同種血輸血の申込みも行う必要がある．貯血式自己血輸血の場合には，自己血であっても取り違えを防止するために，交差適合試験を行うのが一般的である．

2）回収式自己血輸血

回収式自己血輸血は，手術中に術野に出血した血液を吸引あるいはドレーンから回収し，セルセーバーなどの機器を用いて赤血球を生理食塩液で洗浄して患者へ返血する方法である．貯血式自己血輸血と併用されることが多い．主に，心臓血管外科手術や整形外科手術など出血量の多い手術において行われるが，消化器系の手術においては回収式自己血輸血の適応はない．回収処理した血液は速やかに返血する必要があり，原則として回収血は手術室内で血管ルートに連結する．返血バッグ内に少量

の空気が混入することがあるので，空気塞栓症を防止するために，輸血を行う場合は加圧しないことが重要である．

3) 希釈式自己血輸血

　希釈式自己血輸血は，全身麻酔下において，手術開始直前に600〜1,200 mL の自己血採血を行い，喪失分を代用血漿で補い，術中〜手術終了時に返血する方法である．循環血液が希釈されるため術中に出血する赤血球数は少なくなる．貯血式自己血輸血と比較して新鮮な自己血を確保できるが，手術時間が延長すること，血液を希釈して手術を行うことのメリットが明確に示されていないなどの問題がある．

(3)-5　小児の輸血療法

　小児は発育段階により，新生児期，乳児期，幼児期，学童期，思春期に分けられる．輸血療法に関して，学童期以降は概ね成人と同等に扱うことができるが，それ以下の年齢では特別な考慮が必要となる．

　小児の輸血療法は，成人と比較して，体重が軽く循環血液量が少ないことから，1回の輸血量が少なく，輸血速度にも注意を払う必要がある．一般的に，低出生体重児において，1回の輸血量は 10〜20 mL/kg，輸血速度は 1〜2 mL/kg/hr とされている．1回の輸血量が少ないことから，輸血用血液製剤を無菌的に分割する必要がある．日本輸血・細胞治療学会のホームページ上で公開されている「血液製剤の院内分割マニュアル」を参照していただきたい．

　交換輸血は，主に新生児に対して，血中有害物質の除去を目的として，動脈から瀉血（しゃけつ）を，静脈から輸血を，同時あるいは交互に行う緊急的な輸血方法である．新生児溶血性疾患，新生児の重症高ビリルビン血症，敗血症，先天性代謝異常症による高アンモニア血症などで行われる．使用される輸血用血液製剤は，主に合成血である．通常，180 mL/kg（循環血液量の約2倍）の交換血液量を，100 mL/kg/hr の輸注速

度で，約2〜3時間かけて行うと，90％の赤血球が置換され，ビリルビン値は約50％低下するとされている.

①生後4カ月以下の新生児では，規則抗体の産生が十分ではないことから，ABO血液型検査において，オモテ試験とウラ試験の不一致が生ずる．したがって，新生児期ではオモテ試験のみでABO血液型を判定する.

②新生児期および乳児期では，母体からの移行抗体が残存している．したがって，不規則抗体検査を行う場合には，母親の検体を用いて検査を行ってもよい.

③小児は循環血液量が少ないことから，ともすると相対的に輸血量が多くなるので，容量負荷に注意を払う必要がある.

④新生児期および乳児期では腎機能が未熟である．赤血球輸血において，放射線照射後に時間が経過した赤血球製剤では上清中のカリウム濃度が増加していることから，高カリウム血症には注意を払う必要がある．採血後まもない赤血球製剤を別途発注するか，カリウム吸着除去用血液フィルターの使用を考慮する.

(3)-6　宗教的輸血拒否

　宗教の自由は基本的人権に含まれるが，宗教によっては輸血拒否を教義に含むものがある．最高裁の判例により，信条による輸血拒否が認められ，成人患者が輸血を拒否する場合には，生命に危険が及ぶような状況においても，強制的に輸血を行うことはできない．日本輸血・細胞治療学会は，「宗教的輸血拒否に関するガイドライン」をホームページ上で公開しており，宗教的輸血拒否を求める患者への対応を明示している．ガイド

ラインでは，輸血を必要とする可能性がある患者について，①18 歳以上，② 15 歳以上 18 歳未満，③ 15 歳未満の場合に分け，医療に関する判断能力と親権者の態度に応じた対応をとることを推奨している．

　医療に関する判断能力は，主治医を含めた複数の医師によって評価するとされている．①当事者（患者）が 18 歳以上で医療に関する判断能力がある場合において，医療側が無輸血治療を最後まで貫く場合には，当事者は，医療側に本人署名の免責証明書を提出する．医療側が，無輸血治療が難しいと判断した場合には，当事者に対して早めに転院を勧告する．②当事者が 18 歳未満，または医療に関する判断能力がないと判断される場合，親権者と当事者の輸血拒否・希望により対応が異なる．詳細はガイドラインを参照していただきたい．③ 15 歳未満，または医療に関する判断能力がないと判断される未成年者の場合において，輸血を受けないことが患者の生命の危険を招く恐れがあり，双方の親権者が輸血を拒否する時は，医療ネグレクトと判断して児童相談所へ通報し，家庭裁判所から親権停止の仮処分を行い，親権代行者から同意を得て輸血を行うことがある．

　宗教的輸血拒否に関するガイドラインは，従来の裁判例を踏まえ，輸血を含む治療を行わなければ生命の危険がある場合など特殊な状況において，親の同意が得られなくても輸血を可能とする道を提示した．しかし，その運用にあたっては，各医療施設が，ガイドラインの趣旨を尊重しつつ，十分に討議を行って倫理委員会などで承認を得たうえで，当該医療施設に沿う形で運用することが可能である．

　　　　　　　　　　　　　　　　（大久保光夫，大坂顯通）

1 輸血の決定を行う 医師

（1）患者に対する輸血の必要性を決定する

> **なぜ，輸血の必要性を決定するのか？**
> **理由** 輸血の必要性を決定するということは，患者の病態に照らし合わせて，輸血を行うことでのみ，患者の症状を改善できると判断することである．輸血の適応については，厚生労働省から出されている「輸血療法の実施に関する指針」および「血液製剤の使用指針（平成 29 年 3 月改訂版）」を遵守する必要がある．

　輸血に関連する診療報酬の中で，輸血管理料の算定条件として，"「輸血療法の実施に関する指針」および「血液製剤の使用指針」を遵守し適正に実施されていること"と明記されている．
　輸血療法は，輸血副反応のリスクよりも治療効果が上回ると判断した場合に，患者の同意を得て実施する治療法である．輸血を決定する医師には責任が生ずることから，輸血決定の意志を明示する必要がある．その理由として，輸血療法を行う過程において，職種が異なる複数の医療従事者が関わることから，齟齬がなく輸血療法を行うために，医師は，輸血の決定を行ったことを医療スタッフへ明確に伝える必要がある．

(2) 輸血用血液製剤あるいは血漿分画製剤を選択する

輸血用血液製剤あるいは血漿分画製剤は何を選択すべきなのか？

回答● 臨床所見および検査データに基づいて，患者に不足している血液成分を補充することが輸血療法の基本である．成分輸血の原則に基づいて，患者に必要な成分をもつ輸血用血液製剤あるいは血漿分画製剤を選択する．輸血療法はリスクを伴う治療法であり，余分な成分はできるだけ投与しないことが基本である．

　医師は，まず，患者の臨床症状がどの血液成分の不足に起因するものであるかを判断する必要がある．現代の輸血療法は，各血液成分の機能補充を期待した成分輸血が基本である．成分輸血とは，患者に不足している血液成分（血球，血漿）のみを輸注する輸血療法の基本的な考え方であり，全血輸血と比較して，必要な血液成分を十分に投与することが可能である．

　輸血療法に使用する血液製剤には，輸血用血液製剤と血漿分画製剤がある．輸血用血液製剤（同種血製剤）として，赤血球製剤，血小板製剤，新鮮凍結血漿がある．輸血用血液製剤は，感染症スクリーニング検査および核酸増幅検査（NAT）が陰性の献血者から採血した血液を原料として日本赤十字社血液センターが製造し，各都道府県の血液センターから供給される【Ⅰ-1-(2)，(3)を参照】．成分製剤ではない全血製剤は，ほとんど使用されていないのが現状である．なお，日本赤十字社血液センターから供給されない輸血用血液製剤として，自己血輸血における自己血製剤【Ⅰ-2-(3)を参照】，顆粒球輸血における顆粒球製剤などがある．

　血漿分画製剤は，原料血漿を加熱・ウイルス不活化などの工

程を経て分画・精製された血液製剤である．日本赤十字社以外の製薬会社において製造されているが，海外からも輸入されている．代表的な血漿分画製剤として，アルブミン製剤や血液凝固因子製剤などがある．

輸血用血液製剤には，各々に特定の使用目的がある．赤血球製剤は，貧血において末梢循環系へ十分な酸素を供給する目的で使用される．血小板製剤は，血小板数の減少や機能異常による重篤な出血あるいは出血が予想される病態に対して，血小板成分を補充することにより止血を図り，出血を防止する目的で使用される．新鮮凍結血漿は，凝固因子の不足ないし欠乏による出血傾向の是正を目的として使用される．アルブミン製剤について，5％（等張）アルブミン製剤は循環血症量の維持，20％ないし25％（高張）アルブミン製剤は腹水など血管外過剰水分の是正を目的として使用される．各血液成分製剤の適正使用を熟知して，輸血の適応を決定すべきである．

(2)-1　輸血用血液製剤
1）赤血球製剤

赤血球輸血の目的は，急性および慢性の貧血において，貧血の急速な補正を必要とする病態に対して，末梢循環系へ十分な酸素を供給することにある．内科的適応（出血以外の慢性貧血）として，一般的に Hb 値 7 g/dL を目安に輸血を行うが，基礎疾患として，虚血性心疾患などを有する患者の場合には，Hb 値 10 g/dL 程度を目安に赤血球輸血を行う．外科的適応（急性貧血）として，全身状態が良好な患者の場合には，循環血液量（70 mL/kg）に対する出血量の割合に応じて成分輸血を行う．「血液製剤の使用指針」に基づいて，赤血球輸血の適応とトリガー値を示した（図2）．

現行の赤血球製剤として，赤血球液 -LR「日赤」，洗浄赤血球液 -LR「日赤」，解凍赤血球液 -LR「日赤」，合成血液 -LR「日赤」があり，各々について放射線照射済み製剤（製剤名に

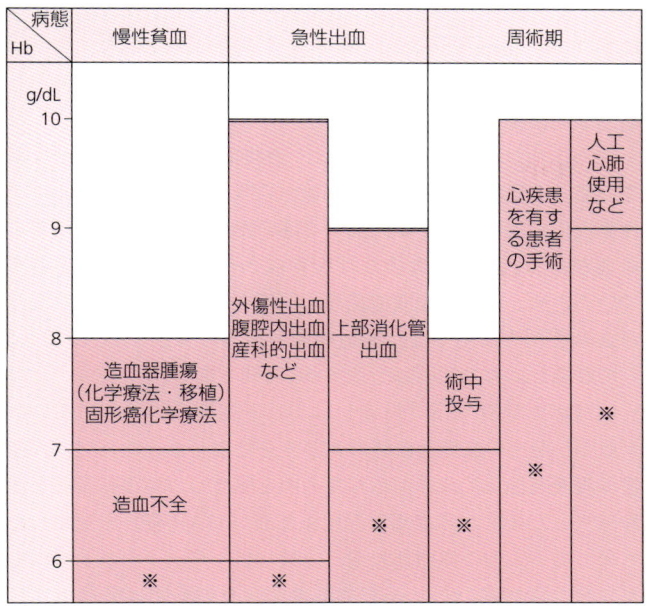

敗血症では 7 g/dL 未満が適応
4 カ月未満の乳児では誕生後の時間と状態により 7〜12 g/dL が適応

図2 赤血球輸血の適応とトリガー値
※: 推奨設定値ではないが，輸血の適応はある．

照射: Ir が記載）と未照射製剤がある．放射線照射済みの赤血球製剤は，未照射製剤と比較して，保存に伴い上清中のカリウムイオン濃度が増加するので，腎障害患者，急速大量輸血患者，新生児などでは注意が必要である．未照射製剤は，輸血用放射線照射装置を保有する医療施設において，日本赤十字社から未照射製剤を購入し，施設内で放射線照射を行ってから患者に使用するものである．

繁用される赤血球液 -LR「日赤」は，容量として 400 mL 全血由来の約 280 mL（2 単位）と 200 mL 全血由来の約 140 mL（1 単位）の 2 種類があり，赤血球保存液として

MAP 液が添加されている．製造過程において，保存前白血球除去（LR: leukocytes reduced）が実施されており，製剤中の白血球数は 1 バッグあたり 1×10^6 個以下，2～6℃で保存し，有効期間は採血後 21 日間である．

　洗浄赤血球液 –LR「日赤」は，血漿成分による輸血副反応を回避する目的で使用される．輸血の既往に重篤なアレルギー性副反応がある患者では，血漿を除いた赤血球製剤を使用する必要がある．一般的な赤血球製剤は 5～20 mL の血漿を含んでいるため，生理食塩液で洗浄し血漿をほとんど除去した洗浄赤血球製剤を使用する．放射線照射済みの製剤であり，2～6℃で貯蔵し，有効期間は製造後 48 時間である．

　解凍赤血球液 –LR「日赤」は，ヒト血液 200 mL あるいは400 mL から白血球と血漿の大部分を除去した赤血球層に，凍害保護液を加えて凍結保存したものを解凍し，凍害保護液を洗浄除去した後に，赤血球保存用添加液（MAP 液）を混和したものである．他の赤血球製剤と比較して，バッグ中の上清ヘモグロビン量が多い．2～6℃で貯蔵し，有効期間は製造後 4 日間である．

　合成血液 –LR「日赤」は，文字通り O 型赤血球と AB 血漿を合成した赤血球製剤であり，A 型抗原，B 型抗原，抗 A 抗体，抗 B 抗体をすべて含まない輸血用血液製剤である．適応として，ABO 血液型不適合による新生児溶血性疾患において，交換輸血の際に使用される．有効期限は製造後 48 時間である．

①誤って赤血球製剤を冷凍庫に入れてしまった場合，凍害保護剤が入っていないために赤血球膜が破壊されて溶血が起こり，血液製剤として使用できない．

②輸血用血液製剤において，単位数と実際の容量は異なるので注意が必要である．200 mL 全血由来の赤血球液 –LR「日赤」は約 140 mL で 1 単位と

呼んでいるが，合成血液 -LR「日赤」と自己血製剤（全血）は，容量が 200 mL で 1 単位である．ちなみに，新鮮凍結血漿である FFP-LR 120 は，容量が 120 mL であるが 1 単位と呼んでいる．

2）血小板製剤

血小板輸血は，血小板の数的減少（血小板減少症）あるいは機能異常による重篤な出血，あるいは出血が予想される病態に対して，血小板成分を補充することにより止血を図り，出血を防止する目的で行われる．活動性出血に対する治療的投与と，急速な血小板減少による重篤な出血を防止するための予防的投与がある．

出血傾向が出現するのは，一般的に，血小板数が 5 万 /μL 以下になった場合である．血小板数に応じて血小板輸血を考慮するが，検査値だけではなく，出血傾向を示す臨床所見も参考にすべきである．「血液製剤の使用指針」に基づいて，血小板輸血の適応とトリガー値を示した（図 3）．

現行の血小板製剤として，濃厚血小板 -LR「日赤」，濃厚血小板 HLA-LR「日赤」，洗浄血小板 -LR「日赤」，洗浄血小板 HLA-LR「日赤」があり，洗浄血小板製剤については放射線照射済み製剤のみが供給される．現在，血小板製剤は成分採血由来の製剤のみが供給されている．

一般的に，濃厚血小板 -LR「日赤」の 10 単位製剤（約 200 mL，血小板数 $2.0 \times 10^{11} \leqq$）が多用される．15 単位製剤と 20 単位製剤は，血小板数は標記の単位数に比例するが容量は同じ 250 mL である．製剤中の白血球数は 1 バッグあたり 1×10^6 個以下である．調製された血小板製剤は，輸血するまで室温（20〜24℃）で水平振盪しながら保存し，有効期間は採血後 4 日間である．日本赤十字社において，2 日間程度を検査に費やされることから，入庫後の有効期限は残り 2 日間程度である．

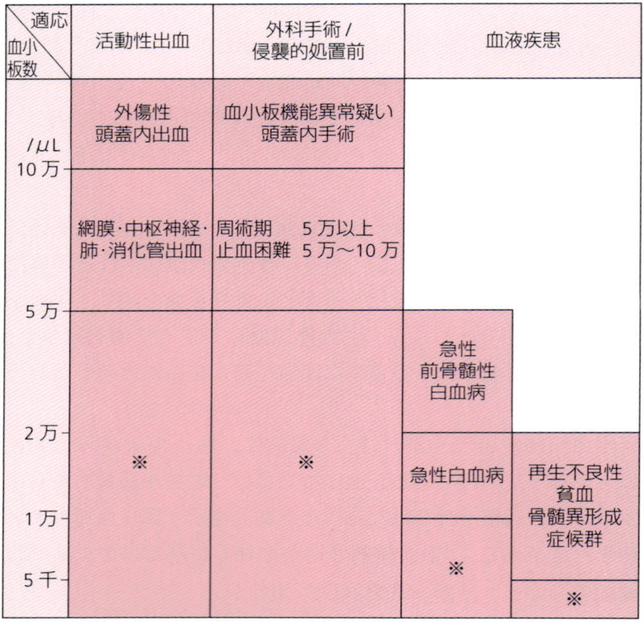

適応 血小板数	活動性出血	外科手術/ 侵襲的処置前	血液疾患	
/μL 10万	外傷性 頭蓋内出血	血小板機能異常疑い 頭蓋内手術		
5万	網膜・中枢神経・ 肺・消化管出血	周術期　　5万以上 止血困難　5万〜10万		
2万	※	※	急性 前骨髄性 白血病	
1万			急性白血病	再生不良性 貧血 骨髄異形成 症候群
5千			※	※

DIC 時は 5 万/μL 未満が適応

図3　血小板輸血の適応とトリガー値
※: 推奨設定値ではないが，輸血の適応はある．

　濃厚血小板 HLA-LR「日赤」は，HLA クラス I 抗原が患者と適合した登録ドナーから採血した血小板製剤である．抗 HLA 抗体を保有する血小板減少症の患者において，通常の濃厚血小板 -LR「日赤」では効果が認められない血小板輸血不応状態の際に適応となる．HLA 適合血小板輸血では HLA 型を優先するために，ABO 血液型不適合の血小板製剤を輸血せざるをえない場合がある．

　洗浄血小板 -LR「日赤」は，洗浄赤血球液 -LR「日赤」と同様に，血漿成分に対する免疫学的輸血副反応を回避するために使用する製剤である．患者が何らかの血漿成分に対するアレ

ルギー反応をもっており，過去の輸血において重篤なアレルギー性副反応が生じた場合には，血漿を除いた血小板製剤を使用する必要がある．

①血栓性血小板減少性紫斑病（TTP）／溶血性尿毒症症候群（HUS）においては，原則として，血小板輸血の適応はない．

②ヘパリン起因性血小板減少症（HIT）において，血小板輸血は禁忌である．

③新生児同種免疫性血小板減少症（NAIT）において，血小板型同型の血小板輸血が必要となる．

3）新鮮凍結血漿

　新鮮凍結血漿は，血漿因子の欠乏による病態の改善を目的として使用される輸血用血液製剤である．特に，血液凝固因子を補充することにより，出血の予防や止血の促進効果を主な目的とする．患者に欠乏した血液成分に対して，効果的な血漿分画製剤がある場合には，新鮮凍結血漿ではなく血漿分画製剤を選択する．「血液製剤の使用指針」に基づいて，新鮮凍結血漿輸血の適応とトリガーとなる検査値を示した（表1）．

　現行の新鮮凍結血漿には，全血採血由来（新鮮凍結血漿-LR「日赤」120と新鮮凍結血漿-LR「日赤」240，容量として各々120 mLと240 mL）と成分採血由来（新鮮凍結血漿-LR「日赤」480，容量として480 mL）の製剤がある．含有成分は，血液保存液により希釈されているため，単位容積あたりの凝固因子の濃度は，正常血漿と比較して約10〜15%低下している．血漿分画製剤とは異なり，ウイルスの不活化処理は行っていないので，輸血感染症のリスクが存在する．

　新鮮凍結血漿は，−20℃以下で1年間凍結保存可能であるが，日本赤十字社血液センターにおいて6カ月間の出荷保留があり，厳密な有効限は採血6カ月後以降の6カ月間であ

表1 新鮮凍結血漿輸血の適応とトリガーとなる検査値

1. 凝固因子の補充	2. 血漿因子の補充
1）複合型凝固因子障害 　　肝障害 　　L-アスパラギナーゼ投与関連 　　播種性血管内凝固（DIC） 　　大量輸血時 2）濃縮製剤のない凝固因子欠乏症 3）クマリン系薬剤効果の緊急補正	血栓性血小板減少性紫斑病（TTP） 溶血性尿毒症症候群（HUS）

【トリガーとなる検査値】
PT：INR 2.0 以上，または 30％以下
APTT：施設基準上限の 2 倍以上，または 25％以下
フィブリノゲン値：150 mg/dL 以下，または 150 mg/dL 以下に進展
の危険性

る．外見に破損がないことを確認したうえで，ビニール袋に入
れて 30～37℃のぬるま湯で融解し，3 時間以内に使用する．

投与前に，凝固機能検査（PT，APTT，フィブリノ
ゲン値）を行って，エビデンス（検査値）を基に新
鮮凍結血漿の投与を行う．

(2)-2 血漿分画製剤

　血漿分画製剤は，血漿の約 7％を占める血漿タンパク質の中
で，特に治療上有用であり，その役割を他に代替できない成分
を分画・精製し，製剤として製品化したものである．アルブミ
ン製剤，免疫グロブリン製剤，血液凝固因子製剤，アンチトロ
ンビン製剤などがある．新鮮凍結血漿と比較して，必要な成分
のみ十分に投与できること，およびウイルスの不活化処理が行
われており，感染症伝播のリスクがほとんどないことから，新
鮮凍結血漿と比較してより安全で効果的な製剤といえる．血漿
分画製剤は，特定生物由来製品として位置づけられ，使用にあ
たってはインフォームド・コンセントを取得し，使用記録の

表2　アルブミン製剤の適応

1.　凝固因子補充を必要としない血漿交換 　　　ギラン・バレー症候群など 2.　循環血漿量の著明な減少を伴うショック 　　　急性膵炎，腸閉塞など 3.　出血性ショック 　　　循環血液量の 50%以上が出血した場合に併用 上記以外の適応は「血液製剤の使用指針」参照

20 年間保存が義務づけられている．

　本項では，使用頻度が高いアルブミン製剤について概説する．アルブミンは，血漿膠質浸透圧および循環血漿量の維持に主要な役割を果たしている．代表的なアルブミン製剤である人血清アルブミンには，5%の等張アルブミン製剤と 20〜25%の高張アルブミン製剤がある．等張アルブミン製剤は，主に出血性ショックや重症熱傷等において，高張アルブミン製剤は，主に低タンパク血症に伴う難治性腹水や胸水の治療に対して使用される．アルブミン製剤は，5%ブドウ糖液や生理食塩液などの中性に近い輸液剤以外との混合注射は避けるべきである．また，アルブミン製剤には保存剤が含有されていないため，分割使用は禁忌であり，残液は細菌汚染の可能性があるため使用しない．アルブミン製剤が適応となる病態を表 2 に示した．

（3）輸血量を決定する

なぜ，輸血量を決定する必要があるのか？

理由●輸血療法を行う場合には，患者の現在値（検査値）と改善させうる目標値を設定して輸血量を決定するのが基本である．過剰な輸血は，患者の病態を悪化させる可能性があることから，輸血量を決めないでやみくもに輸血を行うことは好ましくない．

　輸血療法に際して，医師は，患者へ投与すべき血液製剤を選択した後，実際に投与する輸血量を決定する．血液検査と臨床症状から患者の状態を把握し，患者の検査値と改善させうる目標値を設定し，循環血液量を勘案して輸血量を決定する．輸血療法はリスクを伴う治療法であることから，必要最小限の輸血量を選択することが重要であり，過剰に投与することは避けるべきである．したがって，患者ごとに輸血の目標値を設定することが重要である．

①心不全を有する患者に対して輸血療法を行う場合は，輸血随伴循環過負荷（TACO）【Ⅱ-6-（3）を参照】の潜在リスクが存在することから，新鮮凍結血漿や血小板製剤など血漿を多く含む輸血用血液製剤の投与量には注意が必要である．
②輸血量を決定するには，まず，目標値まで成分濃度を上昇させるにはどれぐらいの輸血量が必要かを計算する．以下，血液製剤ごとに予測上昇値の計算式を記載する．

(3)-1　赤血球製剤

　赤血球製剤を投与した場合の予測上昇 Hb 値は，以下の計算式から求めることができる（急激な出血なし，補液等による希釈を考慮しない場合）．

$$予測上昇 Hb 値（g/dL）＝投与 Hb 量（g）/ 循環血液量（dL）$$
$$循環血液量（dL）＝体重（kg）×70 \, mL/kg×10^{-2}$$

　たとえば，400 mL 全血由来の赤血球液（RBC-LR2）1 バッグ（56〜60 g の Hb 量を含有）を体重 60 kg の患者に投与すると，計算式 $58/(60×70×10^{-2})＝1.38$ より，Hb 値は約 1.4 増加することが見込まれる．

(3)-2 血小板製剤

血小板製剤を投与した場合の予測血小板増加数は，以下の計算式から求めることができる．

$$予測血小板増加数（/\mu L）= \frac{輸血血小板総数}{循環血液量（mL）\times 10^3} \times \frac{2}{3}$$

循環血液量（mL）= 体重（kg）× 70 mL/kg

投与した血小板の 1/3 は脾臓に捕足されるため，2/3 を乗ずる．

1 回投与量は，原則として上記計算式によるが，通常，10 単位製剤を投与することが実際には多い．体重 60 kg の成人（持続的な出血がない場合）に対して，濃厚血小板 10 単位製剤を輸血すると 3.2 万 /μL 血小板数が増加すると計算される．

(3)-3 新鮮凍結血漿

新鮮凍結血漿を投与して止血効果を期待するための凝固因子の最小血中活性値は，正常値の 20～30% である．循環血漿量を 40 mL/kg〔70 mL/kg×（1−Hct/100）〕とした場合，凝固因子の血中レベルを 20～30% 上げるのに必要な新鮮凍結血漿は，8～12 mL/kg であり，体重 60 kg ではおよそ 480～720 mL（4～6 単位）と計算される．

(3)-4 アルブミン製剤

アルブミン製剤の必要投与量は，一般的に，以下の計算式から求められる．

必要投与量 = 予測上昇アルブミン濃度（g/dL）
×循環血漿量（dL）×2.5

予測上昇濃度は期待値と実測値（検査値）の差，循環血漿量は 0.4 dL/kg，投与アルブミンの血管内の回収率を 40% と仮定した場合

　別の簡単な計算方法として，体重 W kg の患者にアルブミン 1 g を投与した場合の予測上昇アルブミン濃度（g/dL）は，アルブミン 1 g×血管内の回収率 40/100÷循環血漿量（0.4 dL/kg×体重 kg）より「1/W g/dL」となる．すなわち，アルブミン 1 g を投与した場合は「体重分の 1 g/dL」上昇する．逆に，血清アルブミン濃度を 1 g/dL 上昇させたい場合は，投与総量は体重分（g）を投与すればよいことになる．

　計算式から得られたアルブミン量を，患者の病状に応じて 2〜3 日間で分割投与する．投与後は，血清アルブミン濃度と臨床所見の改善で評価する．目標値としての血清アルブミン濃度は，慢性の場合 2.5 g/dL，急性の場合 3.0 g/dL とされている．アルブミン製剤において，トリガー値の設定はない．

（4）輸血同意書を取得する

なぜ，輸血同意書を取得する必要があるのか？その説明内容は？

理由 ● 輸血療法はリスクを伴う治療法である．リスクよりも治療効果が上回ると判断された場合に輸血療法が行われる．したがって，患者への説明と同意（インフォームド・コンセント）が必須である．

　輸血同意書の取得に際して，説明する内容は「輸血療法の実施に関する指針」に明記されている．①輸血療法の必要性，②使用する血液製剤の種類と使用量，③輸血に伴うリスク，④輸血副反応（副作用）・感染症救済制度と給付の条件，⑤自己血輸血の選択肢，⑥感染症検査と検体保管，⑦投与記録の保管と遡及調査時の使用である．

　輸血同意書と説明文について，筆者らが勤務する順天堂医院の書式を図 4，5 に示す．輸血同意書の保存期間は，診療録の

輸血および血漿分画製剤の使用に関する説明書

説明される先生方へ：□にチェック（レ点）を付けながら説明をお願いします。

☐ 患者さんの状態や治療法により、輸血用血液製剤および血漿分画製剤の投与を行う可能性があり、
　投与しない場合には生命に危険がおよぶ可能性があります。

☐ 輸血用血液製剤および血漿分画製剤の投与は、血液中の各成分の量あるいは機能が低下した場合
　に、その成分を補うことで臨床状態を改善することを目的としています。

☐ **輸血用血液製剤および血漿分画製剤の種類と効果について**
　　輸血用血液製剤には、酸素の運搬能力を高める赤血球製剤、血液が固まる能力を高める血小板
　製剤と新鮮凍結血漿があります。また、血漿分画製剤には、アルブミン製剤、免疫グロブリン製
　剤、凝固因子製剤などがあります。アルブミン製剤は、浮腫や腹水などの治療に使用します。免
　疫グロブリン製剤は、感染症の改善や免疫能を調整します。凝固因子製剤は凝固因子が低下した
　出血傾向に対して使用します。患者さんの病状に合わせて、輸血用血液製剤あるいは血漿分画製
　剤の種類を考慮します。その製剤を投与する場合には最小限の投与量にします。

輸血用血液製剤の投与目的
☐　手術に対する輸血療法
☐　手術以外の病態に対する輸血療法
　　（内容：　　　　　　　　　　　　　　　　　　　　　　　　　）
　　その他（具体的に記入して下さい）（　　　　　　　　　　　　　）

血漿分画製剤の投与目的
☐　血漿交換療法
☐　血漿交換療法以外の補充療法（出血、手術、凝固因子低下、重症感染症など）
　　（内容：　　　　　　　　　　　　　　　　　　　　　　　　　）
　　その他（具体的に記入して下さい）（　　　　　　　　　　　　　）

輸血用血液製剤の種類と予定投与量
赤血球製剤　（　　　　　　単位）（1単位は200mL献血由来）
血小板製剤　（　　　　　　単位）
新鮮凍結血漿（　　　　　　単位）

血漿分画製剤の種類と予定投与量
アルブミン製剤　　（製剤名：　　　　　　　　　　　　　　　　　）
　　　　　　　　　（予定投与量：1日あたり　　　　本　×　　　　日）
免疫グロブリン製剤（製剤名：　　　　　　　　　　　　　　　　　）
　　　　　　　　　（予定投与量：1日あたり　　　　本　×　　　　日）
その他の製剤　　　（製剤名：　　　　　　　　　　　　　　　　　）
　　　　　　　　　（予定投与量：1日あたり　　単位・mL・枚・本　×　　日）
実際の投与量は、病状により変わることがありますが、その判断は担当医にお任せ願います。

順天堂大学医学部附属　**順天堂医院**　　　①2009-313-001

図4　輸血および血漿分画製剤の使用に関する説明書（次頁へ続く）

☐ 輸血用血液製剤および血漿分画製剤のリスクについて

 B型肝炎、C型肝炎、エイズなどの輸血感染症を防止するために、献血者の感染症スクリーニング検査とNAT検査を実施しています。現在の輸血用血液製剤および血漿分画製剤による感染症のリスクは非常に低いものですが、ゼロではありません。したがって、これらの製剤の投与2〜3ヶ月後に感染症検査を受けることをおすすめします。

 他のリスクとして、輸血後移植片対宿主病がありますが、これを防止するために放射線照射血を使用します。他にも、アレルギー反応、血圧低下、呼吸困難などの副作用・合併症が生じる可能性があります。副作用と思われる症状が出現した場合には、速やかに医師または看護師に申し出てください。

☐ 同種血輸血以外の選択肢

 手術に伴う輸血療法には、患者さんご自身の血液を使用する「自己血輸血」があります。患者さんの全身状態が良好で、手術まで一定の期間がある場合に行われます。出血量の多い場合には、同種血輸血を併用することがあります。自己血を使用しなかった場合には廃棄いたします。

☐ 患者さんの血液の保存について

 輸血感染症が疑われた場合には、生物由来製品感染等被害救済制度における給付の条件に適応するため、輸血前後における患者さんの血液を調べる必要があります。当院では輸血を行うすべての患者さんの輸血前血液を保存しています。状況により、日本赤十字社などの製造メーカーに対して、患者さんの情報を提供する場合があります。

☐ 患者さんの輸血用血液製剤および血漿分画製剤の使用記録について

 輸血用血液製剤および血漿分画製剤を使用した場合には、患者氏名、生年月日、住所、製剤名、製品番号(ロット番号・製造記号など)、使用日の記録について、法律に則って20年間保存しています。

＊疑問やご質問がありましたら遠慮なく担当医師にお尋ねください。

順天堂大学医学部附属　順天堂医院　　　Ⓛ2009-313-001

図4 つづき

JCOPY 498-01928

輸血および血漿分画製剤の使用に関する同意書

@HOSPITALATTACHED@HOSPITALNAME 院長 殿

　私は、輸血および血漿分画製剤の意味、必要性、危険性、選択肢、輸血前の血液保存に関して、別紙「輸血および血漿分画製剤の使用に関する説明書」に基づき十分に説明を受け内容を理解しました。輸血および血漿分画製剤を受けることに同意します。

　なお、説明文書を受け取りました。

　　　　西暦　　　　　年　　　月　　　日（ AM ・ PM　　　：　　　）

　　　　　　　　　　　　　　　　　　　患者氏名：＿＿＿＿＿＿＿＿＿＿＿＿

　　　　　　　　　　　　　　　　住所：＿＿＿＿＿＿＿＿＿＿＿＿＿＿＿＿＿

　　　　　　　　　　　　　　　　　　　代諾者氏名：＿＿＿＿＿＿＿＿＿＿＿

　　　　　　　　　　　　　　　　　　　患者との続柄：＿＿＿＿＿＿＿＿＿＿

　　　　　　　　　　　　　　　　住所：＿＿＿＿＿＿＿＿＿＿＿＿＿＿＿＿＿

（代諾者の署名は患者が未成年者である場合など、判断能力が低下している場合に必要になります。未成年者のうち、中学生以上の場合は、患者本人も代諾者と連名でご署名ください。）
＿＿＿＿＿＿＿＿＿＿＿＿＿＿＿＿＿＿＿＿＿＿＿＿＿＿＿＿＿＿＿＿＿＿＿＿＿

私は、@SYSDATE（ AM ・ PM　　　：　　　）、患者 @PATIENTNAME 様
（代諾者に説明の場合、氏名：　　　　　　　　様　続柄：　　　　　　）に対し、輸血および血漿分画製剤について説明いたしました。

説明医師： @PATIENTFORMALSECTIONNAME　　氏名（自署）：＿＿＿＿＿＿＿＿＿＿

陪席医師・看護師など：＿＿＿＿＿＿＿＿＿＿＿　　　＿＿＿＿＿＿＿＿＿＿＿

順天堂大学医学部附属　順天堂医院　　　　Ⓛ2009-313-001

図5　輸血および血漿分画製剤の使用に関する同意書

一部との考えから 5 年間と解釈されているが，輸血の実施記録は 20 年間保存が義務づけられている．その理由は，過去の事例として，血漿分画製剤（非加熱フィブリノゲン製剤）による C 型肝炎等の健康被害が，相当な時間（5 年〜20 年）が経過してから発生したという問題に起因している．

　頻回輸血が必要な患者において，輸血同意書の有効期間が問題となる．輸血同意書は，「当該患者に対する一連の輸血につき 1 回同意を取る．一連の輸血とは概ね 1 週間を指す．ただし，血液疾患の治療において，輸血の反復の必要性が明らかである場合はこの限りではない」とされている．地方厚生局の判断にもよるが，診療報酬請求が月 1 回で輸血料請求の条件になっていることから，頻回輸血が必要な患者では，輸血同意書の取得は 1 カ月に 1 回は必要という解釈が妥当だと思われる．

(5) 輸血の申込みを行う

輸血の申込みはどのように行うべきなのか？

回答 ●輸血の申込みは，単なる薬剤請求ではなく，医療スタッフへの指示と解釈される．輸血療法はリスクを伴う治療法であり，輸血用血液製剤の申込みは安全な輸血療法を行ううえで重要なステップである．したがって，適切な輸血の申込みを行うことが必要である．

　医師が，輸血部門へ輸血の申込みを行う場合，輸血用血液製剤の使用目的（輸血の実施場所）により，手術用準備血と準備血以外の申込みに大別される．手術用準備血は，文字通り，手術に際して使用する輸血用血液製剤を依頼する場合であり，輸血の依頼を行っても，実際に使用しない可能性があるもの（単位数など）を含んでいる．一方，準備血以外とは，一般的に，

病棟や外来部門で輸血を実施する場合であり，依頼すれば必ず使用することから，赤血球製剤であれば交差適合試験を済ませて準備することになる．この分け方は便宜的ではあるが，交差適合試験を行って準備するか否かの違いは，輸血部門にとっては大きな違いである．

　具体的な申込み方法として，医療機関によって，電子カルテ上でオーダリングにより依頼する場合，あるいは電話とファックス（口頭の依頼は不確実）で依頼する場合などがあると思われる．

　輸血申込書に記載（入力）すべき内容として，以下の項目があげられる．①申込み医師の氏名（研修医であれば指導医との連名），診療科名，連絡先（PHS番号），②患者名，診断名，使用目的あるいは輸血が必要となる病態，③輸血療法が適応であることを示す検査値〔赤血球輸血の場合はヘモグロビン値，血小板輸血の場合は血小板数，新鮮凍結血漿の場合には凝固機能検査（PT-INR）など〕，④緊急度，⑤使用場所，使用日時，⑥患者の血液型情報，過去の輸血関連検査結果，血液製剤の種類，依頼単位数（予想輸血量），⑦輸血同意書の取得の有無などである．

　これらの項目に加えて，最終的に，製剤番号，血液製剤使用の有無，輸血副反応の有無などが追記されて，患者の輸血記録が完成する．具体的には，電子カルテ上の記録としてデータベースに格納されるのが一般的だと思われるが，複写式の紙ベースによる運用方法も考えられる．医師の申込み内容に不備がある場合は，輸血部門の臨床検査技師は，申込みを行った医師に対して疑義照会を行い，申込み内容を確認する必要がある．

　筆者が勤務する順天堂医院では，医師と臨床検査技師が，輸血部門において，対面で直接依頼する方式をとっており，個々の患者に対して，適切な輸血用血液製剤の選択と輸血量をその場で決定することが可能である．医師が輸血部門へ足を運ぶというデメリットは存在するが，申込み内容に不備がある場合に

はその場で修正が可能であること，および輸血前監査を行うことで適正輸血を実践することが可能である．

　輸血に関するインシデントの原因として，ベッドサイドにおける患者あるいは血液バッグの取り違えによる過誤輸血が最も多いが，次いで検体の取り違えや血液型の記載ミスがある．輸血の申込みの段階でミスが発生しやすいことから，輸血部門の臨床検査技師による点検・確認が重要である．また，医師と輸血部門の臨床検査技師とのコミュニケーションは特に重要である．切迫した状況における輸血の必要性など，両者が共有すべき情報を得るために，医師が自ら輸血部門へ申込書と検体を持参して患者の状態を輸血部門へ伝えること，および臨床検査技師が血液製剤を現場に搬送して状況を確認することが推奨される．

 緊急時に輸血用血液製剤を依頼する場合，患者家族あるいは医師自身の記憶に基づく ABO 血液型で依頼することは厳禁である．

（大久保光夫，大坂顯通）

2 患者検体を採血する 看護師

(1) 患者の血液型を確認する

なぜ，血液型を確認する必要があるのか？
理由 輸血を行う場合には，原則として，ABO 血液型と
Rh 血液型（D 抗原のみ）を一致させる必要がある．
ABO 血液型が判明しないと輸血を行うことができ
ない．例外は後述する．

(1)-1 ABO 血液型

赤血球の血液型は，現在，30 種類の血液型システムが同定
されている（ISBT，2010）．その中で，ABO 血液型は，糖鎖
抗原系血液型の代表的なもので臨床的に最も重要である．
ABO 血液型は，血清中に規則抗体が存在するという点におい
て特異な血液型である．輸血を行う場合，すべての血液型を一
致させることは実際的ではないし，その必要もない．

ABO 血液型は A，B，O，AB の 4 つの基本形に分類される．
A 型は赤血球上に A 抗原を血清中に抗 B 抗体をもち，B 型は
赤血球上に B 抗原を血清中に抗 A 抗体をもち，AB 型は赤血
球上に A 抗原と B 抗原の両者をもち血清中に抗 A 抗体と抗 B
抗体いずれももたない．O 型は赤血球上に A 抗原と B 抗原い
ずれももたず（H 抗原はもつ），血清中に抗 A 抗体と抗 B 抗
体の両者をもっている．わかりやすくいえば，ABO 血液型の
標記と基本抗原が一致しており，規則抗体はそれを補完するか
のように存在する．ABO 血液型の日本人における出現頻度は，
A，O，B，AB 型の順におよそ 4：3：2：1 の割合である．

輸血を行う場合には，原則として，ABO 血液型を一致させ

なければならない．赤血球輸血だけではなく，血小板輸血や新鮮凍結血漿を投与する場合にも，ABO 血液型を一致させる必要がある．

血液を赤血球と血清（血漿）に分離して組み合わせた場合（交差適合試験），凝集しない組み合わせを基に適合血を選択する．凝集しない組み合わせとは，ABO 血液型を一致させた場合，および O 型赤血球（A 抗原と B 抗原がない）あるいは AB 型血漿（抗 A 抗体と抗 B 抗体がない）を使用する場合である．輸血を行う場合に ABO 血液型を一致させるという原則は，血液を混合しても凝集しない組み合わせに基づいている．

「輸血療法の実施に関する指針」には，ABO 血液型検査は"同一患者からの異なる時点での 2 検体で，二重チェックを行う必要がある"と明記されている．言い換えれば，患者の ABO 血液型は 1 回の検査結果では確定できず，異なるタイミングで採血された 2 つの検体を用いて検査を行い，結果が一致した場合に患者の ABO 血液型が確定する．

例外！ 緊急に輸血が必要で，血液型を検査する時間的余裕がない場合には，救命を最優先して"異型適合血"を使用する．異型適合血とは，ABO 血液型は同型ではないが，適合する（輸血が可能な）輸血用血液製剤をさす．異型適合血輸血は，赤血球製剤を使用する場合には，A 型では O 型，B 型では O 型，AB 型では O 型よりも A 型あるいは B 型を優先して輸血することをいう．新鮮凍結血漿を投与する場合には AB 型の製剤を使用する．

(1)-2　Rh 血液型

Rh 血液型は，タンパク抗原系血液型の代表的なものであり，ABO 血液型に次いで臨床的に重要である．Rh 血液型抗原は，現在，52 抗原が同定されているが，D，C，c，E，e の 5 抗

原が主要な抗原として重要である．この中で，D抗原は最も免疫原性（生体に免疫反応を惹起し得る抗原の性質）が強く，臨床的に重要である．通常，Rh陽性という言い方はD抗原陽性を，Rh陰性はD抗原陰性をさす．日本人におけるD抗原陰性の頻度は，白人の約15%，黒人の約8%と比較して，約0.5%（200人に1人）と少ない．

　輸血を行う場合，原則として，患者と輸血用血液製剤のABO血液型とRh血液型（D抗原のみ）を一致させる必要がある．したがって，ABO血液型だけではなく，Rh血液型のD抗原の有無も知る必要がある．原則として，RhD陰性患者にはRhD陰性血を輸血する．RhD陰性患者に対して，間違って，RhD陽性血を輸血した場合には，D抗原の感作により抗D抗体を産生させる可能性がある．患者が妊娠可能な女性あるいは女児の場合には，Rh血液型不適合妊娠の原因となるので注意が必要である．

例外！　危機的出血において，血液型を検査する時間的余裕がない場合には異型適合血輸血を行う．RhD陰性患者の場合は，患者が抗D抗体を保有していなければABO同型RhD陽性血を使用してもよい．

①輸血を行う場合，すべての輸血用血液製剤について，原則として，ABO血液型を一致させる．
②輸血を行う場合，原則として，RhD陰性患者にはRhD陰性血を輸血する．
③危機的出血の場合には，異型適合血の輸血を行う．

(2) 患者の不規則抗体の有無を確認する

なぜ，不規則抗体の有無を確認する必要があるのか？
理由 ● 不規則抗体の存在を無視して赤血球輸血を行った場合，遅延性溶血反応（DHTR）を引き起こす可能性がある．

　不規則抗体とは，ABO 血液型以外の血液型の赤血球抗原に対する抗体をいう．不規則抗体は，主に，輸血や妊娠などの免疫感作により産生される免疫抗体（主に IgG クラス，胎盤通過性あり）と，稀ではあるが免疫感作によらない自然抗体（主に IgM クラス，胎盤通過性なし）があり，自然抗体の例として Lewis 血液型に対する抗体があげられる．輸血歴がない患者において，女性では妊娠により感作されて不規則抗体が存在することがある．

　赤血球輸血を行う場合，ABO 血液型の抗 A 抗体および抗 B 抗体以外の赤血球に対する抗体が存在しないことを確認する必要がある．具体的には，不規則抗体の有無を確認する不規則抗体スクリーニング検査を行って，患者血清中に不規則抗体が存在するか否かを確認する．不規則抗体スクリーニング検査とは，37℃反応性の（臨床的に意義のある）間接抗グロブリン試験で陽性となる不規則抗体を検出する方法である．

　不規則抗体を保有する患者に輸血を行う場合は，まず，不規則抗体が反応する抗原を同定する必要がある（同定検査）．その抗体が臨床的に溶血性副反応を起こし得る可能性がある場合には（37℃で反応する抗体），該当する抗原を含まない輸血用血液製剤を選択して交差適合試験を行い，凝集が認められなければ適合と判断して輸血を行う．

　溶血性輸血副反応【II-6-(3)を参照】の中で遅延性溶血反応は，患者血液中の不規則抗体が原因で引き起こされ，典型的

には3~14日で発生する．不規則抗体を保有する患者に対して，対応抗原が陽性の赤血球輸血が行われると，抗原刺激により二次免疫応答が刺激されて不規則抗体が急激に増加し，輸血された赤血球と反応して血管外溶血が起こる．日本では，抗Jk^a，抗Jk^b，Rh系抗体（抗E，抗c，抗C，抗e）が原因抗体となることが多い．

> **例外！** 危機的出血において，不規則抗体スクリーニング検査を行う時間的余裕がない場合は，異型適合血輸血を行う．患者が不規則抗体を保有している場合であっても，救命を優先して，交差適合試験を行わずに異型適合血を優先する．

(3) 交差適合試験を依頼する

> **なぜ，交差適合試験を行う必要があるのか？**
> **理由** ABO血液型とRh血液型（D抗原のみ）を一致させ，不規則抗体スクリーニング検査が陰性であっても，すべての不適合を排除できるわけではない．

　交差適合試験は，輸血を行うために必要な患者と供血者（輸血用血液製剤）間の適合性をみる最終的な検査であり，血液製剤を実際に患者へ投与した場合のシミュレーションを試験管内で行うことに他ならない．したがって，交差適合試験において凝集が認められないことが"適合"である．交差適合試験には，患者の血清と供血者の血球を組み合わせる主試験と，患者の血球と供血者の血清を組み合わせる副試験がある．主試験が陽性となる（凝集する）ABO血液型の組み合わせをメジャーミスマッチ，副試験が陽性となるABO血液型の組み合わせをマイナーミスマッチという．

　不規則抗体スクリーニング検査を行って不規則抗体の有無を確認するが，不規則抗体スクリーニング検査では低頻度抗原に対する抗体は検出されないことから，不規則抗体スクリーニング検査が陰性であっても，不適合による感作をすべて避けられるものではない．したがって，最終的に交差適合試験による確認が必要である．

　交差適合試験を行う場合には，ABO 血液型と Rh 血液型（D 抗原のみ）が患者と同型の輸血用血液製剤を準備し，患者が，臨床的に意義のある不規則抗体を保有する場合には，対応する抗原が陰性の血液製剤を選択して交差適合試験を行う．交差適合試験の主試験において凝集が認められる場合，患者血清中に何らかの抗体（規則抗体，不規則抗体）が存在することを意味するので，原則として，輸血を行ってはならない．

例外！　危機的出血において，大量に輸血する場合交差適合試験を行う時間的余裕がなければ異型適合血輸血を行う．具体的には，本来の ABO 適合血で交差適合試験済みの血液製剤，その後は ABO 適合血で交差適合試験を省略した血液製剤を優先して使用し，さらに必要な場合には異型適合血を輸血する．

①患者から採血する場合には患者誤認に注意する．
　輸血関連検査用検体を採血する場合は，ダブルチェックを励行し，採血時の患者誤認（WBIT）を防止することが重要である．ベッドサイドで患者検体を採血する場合，採血管に患者氏名などが記載されたラベルが貼付されていること（ミスラベルの防止），および貼付ラベルが当該患者のものであることをダブルチェックで確認する．患者の意識が清明でなく応答不能な場合や，小児の場合には，2 人の医療従事者がダブルチェックを行う．

患者が意識清明で応答可能な場合は，患者がセカ
ンドチェッカーとしてダブルチェックの確認を行
う．まず，患者に氏名と生年月日（医療施設によ
っては誕生日）を名乗ってもらい，その後，ラベ
ルが貼付された採血管を患者に見せて，患者のも
のであることを確認する．

②**複数の患者から採血する場合は，1人分ずつ確実
に採血を行う．**患者検体を採血する場合，患者1
人分の採血管を1個のトレーに載せて準備する
のが原則であり，1個のトレーに複数患者の採血
管を混載することは厳禁である．1人の採血が終
了したら，次の患者の採血準備に取りかかるなど，
1人1人の採血を確実に終了し，間違いが発生
する導線を排除することが重要である．輸血関連
検査のための患者採血は，血液製剤の選択に直接
関連することから，通常の血算生化学検査よりも
より厳重にダブルチェックを行う必要がある．

（大坂顯通）

3 輸血関連検査を行う 臨床検査技師

赤血球型検査（赤血球系検査）を行う場合には，日本輸血・細胞治療学会のホームページ上で公開されている「赤血球型検査（赤血球系検査）ガイドライン（改訂2版）」を参照していただきたい．以下に，URLを記載する．
http://yuketsu.jstmct.or.jp/wp-content/uploads/2016/10/5bc721e299263f6d44e2215cbdffbfaf.pdf

（1）ABO血液型検査を行う

なぜ，ABO血液型検査を行うのか？
理由 ● 輸血を行う場合には，原則として，患者と輸血用血液製剤のABO血液型を一致させる必要がある．

（1）-1　ABO血液型検査

ABO血液型は，赤血球上の抗原としてA抗原とB抗原，規則抗体（自然抗体）として血清中に抗A抗体と抗B抗体が存在する【Ⅱ-2-(1)を参照】．ABO血液型は，発見者であるランドシュタイナーの名を冠したランドシュタイナーの法則「ヒト血清（血漿）中には自己のもつ抗原とは反応しない抗体が必ず存在している」に従う．基本抗原と規則抗体について，表3に示す凝集の組合せから4型に分類する．

ABO血液型を検査する場合，赤血球上のA抗原とB抗原を検出するオモテ試験（既知の抗体を用いて未知の抗原を調べる），および血清中の抗A抗体と抗B抗体を検出するウラ試験（既知の抗原を用いて未知の抗体を調べる）を行って，両検査の結果が一致した時に血液型を判定する．ABO血液型検査は，

表3 ABO血液型の表現型

血液型	抗原		抗体	
	A抗原	B抗原	抗A抗体	抗B抗体
A型	(+)	(−)	(−)	(+)
B型	(−)	(+)	(+)	(−)
O型	(−)	(−)	(+)	(+)
AB型	(+)	(+)	(−)	(−)

1回の検査結果では確定できず，異なるタイミングで採血された2つの検体を用いて検査を行い，結果が一致した場合に患者のABO血液型が確定される．オモテ試験とウラ試験が不一致を呈する場合には，判定保留として不一致となった原因を解明する必要がある．

例外！ **オモテ試験とウラ試験の不一致**

ABO血液型検査において，オモテ試験とウラ試験の結果が一致しない場合，すなわちランドシュタイナーの法則に従わない場合には，判定保留として不一致となった原因を解明する必要がある．赤血球側の要因として，赤血球の抗原性が減弱するもので，亜型（あがた）や悪性腫瘍に随伴するABO血液型の変異がこれに相当する．一方，赤血球の抗原性が増強する病態として獲得性Bがある．血清側の要因として，規則抗体が存在しないか抗体価が非常に低下している場合で，新生児や無ガンマグロブリン血症がこれに相当する．また，ABO血液型不一致の同種造血幹細胞移植後においてもオモテ試験とウラ試験の不一致が認められる．このような場合には，関係するスタッフ間で情報を共有しておく必要がある．

(1)-2　ABO 血液型検査の実際

　標準的な試験管法について記載する. まず, 試験管を用意し
て各々滴下するものの名前を記入する. "抗A", "抗B", "A₁
血球", "B血球", "O血球", "自己対照"と記入する. オモ
テ試験は, 抗A血清（青色）と抗B血清（黄色）各1滴と3
％被験血球1滴を混合する. ウラ試験は3％に調製したA₁血
球, B血球, O血球各1滴と被験血清各2滴を混合する. 自
己対照は3％被験血球1滴と被験血清2滴を混合する. すべ
ての試験管をよく振って試薬と検体を混和して, 標準的な輸血
検査用遠心機で3,400 rpm で 15 秒間遠心した後, 凝集の有
無を判定する.

　ガラス板法は, ベッドサイドで実施可能な簡便な方法である
が, オモテ試験のみの検査法である. 通常, 試験管法でオモテ
試験とウラ試験を行う. その際, 後述する Rh 血液型検査（D
抗原のみ）も同時に行うのが一般的である. 近年, 自動輸血検
査機器を使用したカラム凝集法による検査が広く導入されてい
る.

(2) Rh 血液型検査を行う

なぜ, Rh 血液型検査を行うのか？
理由●Rh 血液型において, D 抗原は最も免疫原性が強く
　　　Rh 血液型不適合妊娠の原因となる. また, E 抗原,
　　　e 抗原, C 抗原, c 抗原に対する不規則抗体は, 遅
　　　延性溶血反応の原因抗体となる.

(2)-1　Rh 血液型検査の実際

　Rh 血液型システムの詳細はⅡ-2-(1)を参照していただきた
い.
　Rh 血液型をルーチン検査として検査する場合は, 主要5抗

原の中で最も免疫原性が強い D 抗原について検査を行う．Rh 血液型の詳細はⅡ-2-(1)-2 を参照していただきたい．具体的な検査方法として，ABO 血液型検査のオモテ試験を実施する際に，試験管内で抗 D モノクローナル抗体 1 滴と 3% 被験血球 1 滴を混合してよく振って混和し，3,400 rpm で 15 秒間遠心した後，凝集の有無を判定する．凝集反応が認められれば，D 抗原陽性である．

(2)-2　Rh D variant について

　Rh 血液型において，D variant は，抗 D モノクローナル抗体に対する反応性から，RhD 陽性と RhD 陰性の中間的な存在であり，古典的な分類では partial D, weak D, DEL の 3 種類が存在する．しかし，weak D と partial D はオーバーラップしていることから，現在は，抗原エピトープが欠失して抗原性が変化した D 抗原が，量的にも減少している "weak partial D" あるいは "partial weak D" とされている．DEL は，RhD 陰性の中で，抗 D 抗体による吸着解離試験によってのみ D 抗原が検出されるものであり，日本人の RhD 陰性者の約 10% が DEL である．

 緊急輸血の場合を除き，患者の Rh 血液型検査（D 抗原のみ）は必ず行う．

(3) 不規則抗体検査を行う

なぜ，不規則抗体検査を行うのか？
理由 不規則抗体は，遅延性溶血反応や新生児溶血性疾患を引き起こすため，臨床的に重要である．

(3)-1　不規則抗体検査の実際

　不規則抗体検査には，不規則抗体スクリーニング検査と同定検査がある．不規則抗体スクリーニング検査は，37℃反応性の（臨床的に意義のある）間接抗グロブリン試験で陽性となる不規則抗体を検出する方法である．しかし，低頻度抗原に対する抗体は，通常不規則抗体スクリーニング検査では検出されないことから，不規則抗体スクリーニング検査が陰性であっても，不適合による感作をすべて避けられるものではなく，最終的には，交差適合試験による確認が必要である．輸血を予定している患者において，不規則抗体スクリーニング検査が陽性の場合，不規則抗体の同定検査を行って抗体が反応する抗原を同定して，その抗体が臨床的に副反応を起こし得る可能性がある場合には（37℃で反応する抗体），該当する抗原を含まない輸血用血液製剤を選択して交差適合試験を行う．

　実際の検査法は，赤血球不規則抗体スクリーニング検査用（赤血球）試薬を用いて，交差適合試験と同様の方法で検査を行う．血液型不適合妊娠による胎児新生児溶血性疾患に対応するため，妊婦では不規則抗体検査は必須の検査であり，不規則抗体が陽性の妊婦では経時的に検査を実施する必要がある．

不規則抗体の種類が IgM クラスだけではなく，IgG クラスが存在するか否かによって，不規則抗体の臨床的意義が異なる．妊婦において，IgM クラスの抗 M 抗体は胎盤を通過しないので問題ないとされているが，症例によって IgG クラスの抗体も保有していることがあり，その場合には胎児に影響を及ぼす可能性がある．

(4) 交差適合試験を行う

なぜ，交差適合試験を行う必要があるのか？
理由 ● 輸血を行う場合に，ABO 血液型と Rh 血液型（D抗原のみ）を一致させ，不規則抗体スクリーニング検査が陰性であっても，低頻度抗原に対する抗体の不適合による感作をすべて避けられるものではない．したがって，交差適合試験を行って凝集しないことを確認する必要がある．

(4)-1　交差適合試験

　交差適合試験の詳細はⅡ-2-(3)を参照していただきたい．

　交差適合試験には，患者の血清と供血者の血球を組み合わせる主試験と，患者の血球と供血者の血清を組み合わせる副試験がある（図6）．主試験において凝集（あるいは溶血）が認められる場合には，患者血清中に何らかの抗体（規則抗体，不規則抗体）が存在することを意味するので，原則として，輸血を行ってはならない．

　日本赤十字社血液センターでは，すべての献血者の血液に対して不規則抗体スクリーニング検査を実施して，輸血副作用に関係する抗体を保有する血液は除外している．したがって，患

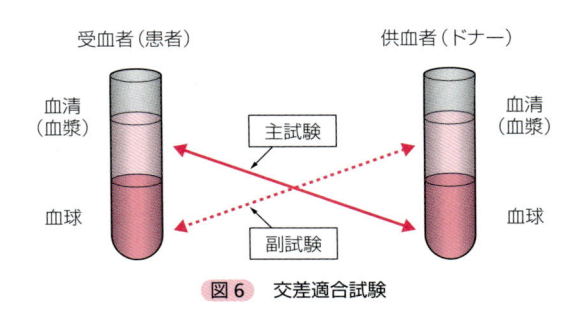

図6　交差適合試験

者の ABO 血液型と Rh 血液型（D 抗原のみ）が確定していれば，理論的には交差適合試験の副試験は省略することが可能である．

(4)-2　交差適合試験の検査法

　交差適合試験は，原則として，ABO 血液型検査を行った患者検体とは別のタイミングで採血した患者検体を用いて検査を行う．言い換えれば，ABO 血液型検査と交差適合試験について，同一検体を用いて検査を行うことは，過誤輸血のリスクが高くなるということである．

　交差適合試験の検査法として，生理食塩液法，ブロメリン法，間接抗グロブリン法がある．ルーチン検査で行われるのは間接抗グロブリン法であり，①ウシアルブミン液，②低イオン強度溶液（LISS），③ポリエチレングリコール（PEG）液のいずれかを加えて反応時間を短縮（反応のピークを早く）させる方法が一般的である．交差適合試験の具体的な方法は，技術書などを参照していただきたい．

　交差適合試験を実施するのに必要な時間（加温や遠心など最低 20 分）は，輸血の出庫依頼から実際に出庫するまでの時間を規定することになる．"交差適合試験済み手術用準備血"の準備単位数を上回る出血が手術中に起きた場合，急遽，追加の輸血が必要となる状況が想定される．この場合，実際に手術室へ供給されるまでの時間がどれくらいかかるのか，事前にシミュレーションしておくことが必要である．また，医師や看護師が，血液製剤が届くまでの最低限の時間を知っておくことは重要であり，ノークロスマッチを選択する際にも役立つと思われる．

(5) 患者検体を保存する

なぜ，患者検体を保存する必要があるのか？

理由 輸血前後の患者検体は，遡及調査に必要となる場合がある．特に，生物由来製品感染等被害救済制度により救済を受ける場合には必要となる【Ⅰ-1-(3)を参照】．

　遡及調査とは，患者へ輸血が行われた後に，当該輸血用血液製剤に感染性病原体が含まれていた可能性がある場合，その血液を提供した供血者の情報，その血液に由来する血液製剤の情報，その血液製剤を輸血された患者の感染についての情報を収集し，科学的に分析・評価することをいう．具体的に言えば，既に，ある患者へ投与された輸血用血液製剤の中に，今回の検査で陽転した病原体が含まれていた可能性があるので，患者がその病原体に感染したか否かを調査する必要がある．

　患者検体を保存する必要性について，仮に，患者が感染した事実が輸血実施後に判明した場合，投与された輸血用血液製剤により感染したのか，それとも輸血前から感染があったのか，という点を明確にする必要がある．生物由来製品感染等被害救済制度において，輸血用血液製剤に起因する感染症であるか否かを明確にするためには，輸血前後の患者検体を保存しておく必要がある．

　患者検体を保存する場合は，厚生労働省医薬食品局が策定した「血液製剤等に係る遡及調査ガイドライン」を遵守する必要がある．輸血前後の患者血液（分離血漿または交差適合試験等で使用した血清あるいは血漿を約 2 mL）を−20℃以下で 3 カ月以上可能な限り（2 年間を目安に）保存する．

（大久保光夫，大坂顯通）

4 輸血の準備を行う 看護師

（1）輸血実施部署に届いた輸血用血液製剤を確認する（受け入れ時確認）

なぜ，受け入れ時確認を行う必要があるのか？
理由 ● 受け入れ時確認を行うことで，輸血実施部署に届いた輸血用血液製剤が，当該患者に準備されたものであることを確認する．

　輸血実施部署において，看護師は，届いた輸血用血液製剤が当該患者に準備されたものであることを確認するために，受け入れ時の照合確認をダブルチェックで行う．一般的に，輸血用血液製剤を搬送したスタッフ（看護師や看護助手など）が，輸血実施部署の看護師へ受け渡し時に，以下のチェック項目についてダブルチェックで確認を行う．この確認作業は，輸血の準備を行う時と輸血の実施時にも同様に行う．

　表4に示したチェック項目について，交差試験適合票の記載事項と血液バッグの本体および添付伝票とを照合し，該当患者に相違ないことを必ずダブルチェックで確認する．特に，放射線照射の有無については，輸血後移植片対宿主病【Ⅱ-6-(3)

表4 ダブルチェックで確認すべきチェック項目

①患者氏名（同姓同名に注意）
② ABO 血液型と Rh 血液型（D 抗原の有無）
③血液製造番号
④有効期限
⑤交差適合試験の検査結果（適合していることの確認）
⑥放射線照射の有無

を参照】を防止するうえで重要である.

　輸血部門から出庫された輸血用血液製剤に間違いがあった場合（ピックアップミスなど）,受け入れ時確認を行わないと,ベッドサイドにおける実施時照合が,間違いを正す唯一のステップとなる.もともと,ベッドサイドにおける照合確認は,最後の砦ではあるが,これ1つでは心許ない.過誤輸血の原因として,ベッドサイドにおける患者あるいは血液バッグの取り違えが最も多いことから,複数の照合確認のステップを,段階的に確実に行うことが,過誤輸血を防止するために重要である.

（2）輸血の準備は，1回に1患者ごとに行う

なぜ，1患者ごとに輸血の準備を行う必要があるのか？

理由 複数の患者に輸血を行う場合,同時に,複数患者の輸血準備を行うと間違いが生じる可能性が高くなる.

　「輸血療法の実施に関する指針」において,「輸血の準備及び実施は,原則として1回に1患者ごとに行う.複数の患者への輸血用血液を一度にまとめて準備し,そのまま患者から患者へと続けて輸血することは,取り違えによる事故の原因となりやすいので行うべきではない」と明記されている.

　看護師は,受け入れ時確認を行って,届いた血液製剤が当該患者に準備されたものであることを確認した後,凝集塊を除くフィルターがついた輸血セットを準備する.

　過誤輸血を防止するためには,患者あるいは血液バッグの取り違えに注意を払う必要がある.複数の患者について,同時に輸血の準備を行った場合には,患者の取り違えや血液バッグの取り違えが起こっても気がつかない可能性がある.複数の患者について準備を行う場合でも,1回に1患者ごとに準備を行うことで患者を取り違える導線（リスク）を排除することになる.

（3）輸血の準備を行う場合は，2人で読み合わせ確認（ダブルチェック）を行う

なぜ，輸血の準備を行う場合でもダブルチェックを行う必要があるのか？

理由 ● 1人で確認を行う場合，間違いに気付くことができない場合がある．患者から採血を行う場合や輸血を実施する場合と同様に，照合確認は2人による読み合わせで実行する．

「輸血療法の実施に関する指針」において，"確認する場合は，照合時のチェック項目の各項目を2人で交互に声を出し合って読み合わせをし，その旨を記録する"と明記されている．

表4に示したチェック項目について，交差試験適合票の記載事項と血液バッグの本体および添付伝票とを照合し，該当患者に相違ないことを必ずダブルチェックで確認する．特に，放射線照射の有無については，輸血後移植片対宿主病【Ⅱ-6-(3)を参照】を防止するうえで重要である．

患者検体の採血でも述べたとおり，患者誤認を起こさないためには，1人ではなく，2人による読み合わせ確認を行うのが基本である．しかし，2人が対等に確認を行う場合，主体性が希薄となり，2人で確認を行っても間違いに気付くことができないことがあるので注意が必要である．ダブルチェックを行う場合は，1人は実行者，もう1人はセカンドチェッカーとして，役割を分担することが望ましい．

(4) 輸血用血液製剤の外観をチェックする

> なぜ，輸血用血液製剤の外観をチェックする必要が
> あるのか？
> **理由** ● 輸血用血液製剤の細菌汚染の有無を確認するために
> 外観チェックを行う必要がある．

　輸血用血液製剤に混入した細菌により引き起こされる輸血後細菌感染症は，発生頻度は決して高くはないが，一定の頻度で起こりうる致死的合併症である．輸血用血液製剤の細菌汚染をきたす原因の多くは，献血者が菌血症であった場合，および採血時の穿刺の際に皮膚の常在菌が採血血液に混入するものである．採血バッグの針を刺した直後に流出する血液（初流血）には，消毒が困難な皮膚毛嚢に存在する細菌や切り取られた小皮膚片がバッグ内に混入する恐れがある．初流血除去は，輸血後細菌感染症を防止する目的で，献血者から採血する際に，初流血として約 25 mL を別のバッグに採血し，その後，本バッグに採血する方法をいう．

　赤血球製剤で問題となるエルシニア菌は，赤血球製剤の保存液 MAP の主成分の 1 つであるマンニトールを栄養として，鉄

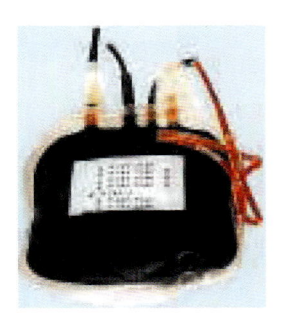

図7 エルシニア菌による赤血球製剤の細菌汚染

分が多い環境で増殖しやすく，低温でも増殖してエンドトキシンを産生する．赤血球製剤の色調に異常な黒色化（図7）が認められた場合には，エルシニア菌による汚染が考えられるので使用しない．また，表皮ブドウ球菌が問題となる血小板製剤は，輸血するまで室温（20〜24℃）で水平振盪しながら保存するため，細菌増殖のリスクがある．血小板製剤についても，凝固物や変色等に注意して外観を観察する．

（大坂顯通）

5 ベッドサイドで輸血を実施する
看護師・医師

（1）輸血開始前に，患者のバイタルサインを確認する

> **なぜ，バイタルサインを確認する必要があるのか？**
> **理由** ● 輸血中に発生しうる輸血副反応を早期に発見するため，輸血前のバイタルサインを確認する必要がある．輸血開始前に，患者の体温，血圧，脈拍，経皮酸素飽和度（SpO_2）を測定する．

　輸血開始後早期に発生しうる輸血副反応として，発熱反応，アレルギー反応（アナフィラキシー反応含む），輸血関連急性肺障害（TRALI），輸血随伴循環過負荷（TACO），急性（即時型）溶血反応などがある【Ⅱ-6-（3）を参照】．重複する部分もあるが，本章に関連する項目について，以下，簡潔に記載する．

（1）-1　発熱反応

　発熱を認める輸血副反応の中で，発熱性非溶血性輸血副反応（FNHTR）は，輸血中～輸血終了後数時間以内に，38℃以上または輸血前より1℃以上の体温上昇，あるいは悪寒・戦慄のいずれかあるいは両者を認める場合をいう．したがって，輸血開始前の体温測定は重要である．輸血開始後早期に発熱が出現した場合には，他の重篤な輸血副反応も疑って対処する必要がある【Ⅱ-6-（3）を参照】．

（1）-2　アナフィラキシー反応

　アナフィラキシー反応は，アレルギー反応に伴う皮膚粘膜症

状に加えて，気道狭窄に伴う症状や重篤な低血圧やショックなどの全身症状を伴う重症即時型のアレルギー反応である．したがって，輸血開始前の血圧測定は重要である．アナフィラキシー反応を呈する患者の大多数は頻回輸血患者であり，"いつも輸血をやっているから大丈夫"という妙な安心感は禁物である．

(1)-3　輸血関連急性肺障害と輸血随伴循環過負荷

　輸血関連急性肺障害（TRALI）は，輸血中または輸血後6時間以内に，急性の呼吸困難で発症する"非心原性"肺水腫であり，低酸素血症と胸部X線像における両肺野の浸潤影を特徴とする．一方，輸血随伴循環過負荷（TACO）は，輸血に伴って起こる循環負荷による心不全で"心原性"肺水腫を呈する．両者とも，輸血後6時間以内に，呼吸困難を主徴として発症するため，輸血開始前の SpO_2 測定は重要である．

(2)　輸血実施時は，ベッドサイドで2人によるダブルチェックを行う

> **なぜ，ベッドサイドでダブルチェックを行う必要があるのか？**
> **理由●** 単独で輸血を実施した場合，患者の取り違えあるいは血液バッグの取り違えが発生しても気付きにくい．

　患者の取り違えあるいは血液バッグの取り違えによる過誤輸血を防止するためには，ベッドサイドにおける輸血実施時の照合確認が最も重要である．輸血を実施する場合は，医師と看護師など2人による読み合わせ確認（ダブルチェック）を行うことが原則である．

　表4に示したチェック項目について，交差試験適合票の記載事項と血液バッグの本体および添付伝票とを照合し，当該患

者に相違ないことを必ずダブルチェックで確認する．特に，放射線照射の有無については，輸血後移植片対宿主病【Ⅱ-6-(3) を参照】を防止するうえで重要である．

　ダブルチェックは，文字通り，二重に確認することであり，医療においては2人による読み合わせ確認をさす．2人によるダブルチェックは，1人で行う行為よりも確実性が高いとされているが，2人が依存し合って確認作業を行う場合，主体性が希薄となり，2人で確認を行っても間違いに気付くことができないことがある．したがって，2人によるダブルチェックを行う場合は，1人が実施者として主体となって確認作業を行い，もう1人はセカンドチェッカーとして役割を分担することが推奨される．

(3) 輸血実施時は，ベッドサイドで2人による読み合わせ確認に加えて，電子照合を行う

> **なぜ，電子照合を併用する必要があるのか？**
> **理由** ● 2人による読み合わせ確認（ダブルチェック）を行っても，間違いに気付くことができないことがある．

　「輸血療法の実施に関する指針」において，過誤輸血の防止対策として，輸血実施直前の照合確認の重要性が強調されている．ベッドサイドにおいて，2人で声を出し合って読み合わせを行う照合に加え，"確認，照合を確実にするために，患者のリストバンドと製剤を携帯端末（PDA）などの電子機器を用いた機械的照合を併用することが望ましい"と明記されている．

　電子照合とは，コンピュータ照合ともいう．バーコードを利用した輸血照合システムは，バーコードを印字したリストバンドを患者に装着してもらい，ベッドサイドにおける輸血実施時に，患者のリストバンドと血液製剤のバーコードをバーコード

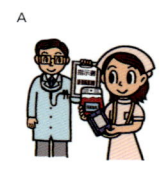 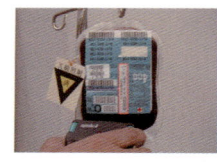 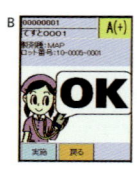
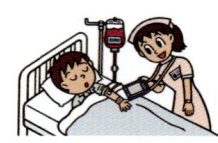 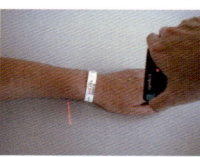 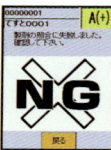

図8 バーコード輸血照合システム

リーダー付き携帯端末で読み取り，コンピュータ照合するものである．筆者が勤務する順天堂医院において稼働中の輸血照合システムを示す（図8）．輸血実施時の電子照合は，従来の目視（読み合わせ）による確認作業を電子機器で補うことにより，ヒューマンエラーを回避する方法である．

（4）輸血速度を確認する

なぜ，輸血速度を確認する必要があるのか？
理由 輸血開始後に，即時型輸血副反応が発生する可能性があるため，最初はゆっくりと輸血を開始する．

　輸血を行う場合は，緩徐に開始することが原則である．成人に輸血を行う場合，通常，輸血開始後10～15分間は1mL/分程度で開始して異常がないことを確認し，その後は5mL/分程度で行う．原則として，1回の輸血は6時間以内に終了するように行う．輸血セットでは，滴数が20滴で約1mLになるように統一されている．
　輸血セットは，輸血用血液製剤の中に存在する凝集塊を除去

するためのフィルターが付いた輸血器具であり，輸液剤を点滴静注する際の一般的な点滴セットとは異なる．輸血セットには，赤血球製剤に使用する“通常の輸血セット”と血小板製剤に使用する“血小板輸血セット”がある．血小板製剤は，通常の輸血セットも使用可能である．新鮮凍結血漿は，いずれの輸血セットを使用してもよいが，一般の輸液用点滴セットは用いない．ちなみに，アルブミン製剤や免疫グロブリン製剤などの血漿分画製剤は，輸液用点滴セットを使用する．

(5) 輸血開始5分後および15分後に，患者の状態を観察する

なぜ，輸血開始5分後および15分後に，
患者の状態を観察する必要があるのか？

理由 ● 即時型輸血副反応（アナフィラキシーショック，急性溶血反応など）を早期に発見するためである．

「輸血療法の実施に関する指針」において，“輸血開始後5分間はベッドサイドで患者の状態を観察する必要がある”と明記されている．

(5)-1 アナフィラキシー反応

日本赤十字社血液センターの副作用報告によると，アナフィラキシーショックは輸血開始後10分以内に20％が，30分以内では55％が発症するとされている．したがって，ベッドサイドにおいて，輸血開始5分後および15分後に患者の状態を観察することの重要性は明らかである．重篤な症例ほど発症が速く，わずか数mLの輸血量でも発症することがある．

(5)-2 急性溶血反応

　過誤輸血による急性（即時型）溶血反応への対処として，輸血開始直後の5分間はベッドサイドで患者を観察することが特に重要である．急性溶血反応は，輸血後24時間以内に発生する溶血反応と定義されるが，ヒューマンエラーによるABO血液型不適合輸血では，24時間以内というより，輸血開始後5分以内に血管痛などの症状で発症することが多い．症状として，輸血開始後間もなく，血管痛，悪寒戦慄，発熱，不穏状態，呼吸困難，胸痛，腹痛，嘔吐，血色素尿（血管内溶血の特徴）などが出現し，やがてショック状態となり，DICや急性腎不全を併発し，不適合の輸血量が多い場合には死亡することもある．仮に，ABO血液型不適合輸血を行ってしまったとしても，輸血開始後5分間の患者観察が実施されていれば，速やかに対処することで，輸注された不適合赤血球の量を最少に止め，急性溶血反応を増悪させないことにつながる．

①ベッドサイドで輸血を実施する場合は，医師と看護師など2人による読み合わせ確認（ダブルチェック）を必ず行う．
②輸血を実施する場合は，ゆっくりと（1 mL/分程度）開始する．
③輸血開始5分後および15分後はベッドサイドで患者の状態を観察する．

（大坂顯通）

JCOPY 498-01928

6 輸血副反応の有無をチェックする
看護師・医師

なぜ，輸血副反応の有無をチェックする必要があるのか？

理由 輸血療法は，種々の輸血副反応が発生しうるリスクのある治療法であり，常に，輸血副反応の発生に注意を払う必要がある．

　輸血療法は，一般的な点滴（輸液療法）と同様に，点滴スタンドに血液バッグを掛けて滴下することから，安易に行われる傾向がある．しかし，輸血用血液製剤は，ヒトの血液を原料として製造されるので，輸血感染症や免疫学的輸血副反応などが発生するリスクが存在する．

　輸血副反応の有無をチェックする場合，輸血のリスクにはどのようなものがあるかを知る必要がある．しかし，輸血を実践する臨床現場おいて，種々の輸血副反応をすべてチェックするのは現実的ではない．したがって，看護師の立場と医師の立場に分けて，輸血副反応のチェックポイントを記載する．

(1) 看護師の立場で輸血副反応をチェックする

　輸血療法の過程において，看護師が関わるステップとして，患者検体を採血する【Ⅱ-2を参照】，輸血の準備を行う【Ⅱ-4を参照】，ベッドサイドで輸血を実施する【Ⅱ-5を参照】，輸血副反応をチェックする（本章）があげられる．詳細は，各章の記載にゆずるが，輸血副反応の観点から，各ステップにおける注意点を述べる．

(1)-1 患者検体を採血する

　患者検体を採血するステップにおいて想定すべき輸血副反応

は，主に，患者誤認による過誤輸血である．患者誤認を防止するためには，採血時のダブルチェックの遵守が求められる．ベッドサイドで患者確認を行う場合，まず，採血管に患者氏名などが記載されたラベルが貼付されていること，およびラベルが貼付された採血管が当該患者のものであることをダブルチェックで確認する．

　患者の意識が清明ではなく応答不能な場合や小児の場合には，2人の看護師で患者確認を行うが，1人は採血者，もう1人はセカンドチェッカーとして役割を分担することが推奨される．1人の看護師で患者確認を行う場合は，患者が意識清明で応答可能な場合に限定される．まず，患者に氏名と生年月日（医療施設によっては誕生日）を名乗ってもらい，その後，ラベルが貼付された採血管を患者に見せて，改めて患者のものであることを確認する．

(1)-2　輸血の準備を行う

　輸血の準備を行うステップにおいて想定すべき輸血副反応は，患者誤認あるいは血液バッグの取り違えによる過誤輸血，および輸血用血液製剤の細菌汚染に起因する輸血後細菌感染症である．

　患者および血液バッグの取り違えを防止するためには，患者検体の採血時と同様に，輸血の準備を行う場合にもダブルチェックを必ず行う．輸血部門から病棟のナースステーションなどに届いた血液バッグが，当日，輸血が予定されている患者のものであることをダブルチェックで確認する．複数の患者に輸血が予定されている場合でも，1回に1患者ごとに輸血の準備を行い，患者を取り違える導線（リスク）を排除する．

　輸血用血液製剤の外観をチェックするステップが省略された場合には，致死的合併症である輸血後細菌感染症が発生する可能性がある．特に，赤血球製剤の色調に異常な黒色化が認められた場合には，エルシニア菌による汚染が考えられるので使用

しない【Ⅱ-4-(4)を参照】.

(1)-3 ベッドサイドで輸血を実施する

　ベッドサイドで輸血を実施するステップにおいて想定すべき輸血副反応は, 輸血開始後早期に発生しうるものである. 具体的には, 発熱反応, アレルギー反応（アナフィラキシーショックを含む）, 輸血関連急性肺障害（TRALI）, 輸血随伴循環過負荷（TACO）, 急性（即時型）溶血反応などがある. 各項目については後述する.

　看護師の立場で輸血副反応をチェックすることは, "患者の観察を行う"ことに他ならない. 上記の輸血副反応を未然に防止することは困難であり, 早期発見により重篤な状況に持ち込まないことが重要である. 過誤輸血による急性溶血反応は特に注意すべきであり, 症状として, 輸血開始後間もなく, 血管痛, 発熱, 悪寒戦慄, 不穏状態, 呼吸困難, 胸痛, 腹痛, 嘔吐, 血色素尿などが出現し, やがてショック状態となり, 不適合の輸血量が多い場合には死亡することもある.

(2) 医師の立場で輸血副反応をチェックする

　輸血療法の過程において, 医師が関わるステップとして, 輸血の決定を行う【Ⅱ-1を参照】, ベッドサイドで輸血を実施する【Ⅱ-5を参照】, 輸血副反応をチェックする（本章）があげられる. 詳細は, 各章の記載にゆずるが, 輸血副反応の観点から, 各ステップにおける注意点を述べる. その中で, 輸血の決定を行うステップは, 適正輸血を行う観点から最も重要である.

(2)-1 輸血の決定を行う

　輸血療法は, 医師による輸血の決定（適応の是非）に始まるが, 患者検体の採血とベッドサイドにおける輸血実施と並んで, 過誤輸血が発生しやすいポイントの1つである. 仮に, 輸血

を行った患者に輸血副反応が生じた場合には，遡って，輸血の適応の是非が問われることもある．患者にとって輸血療法が有効である，輸血療法以外に代替療法がない，輸血副反応のリスクよりも輸血を行う利点が上回ることなどを考慮して，輸血の必要性を決定する．検査値の改善のみを目的として輸血を行うことに意味はない．

　医師は，輸血すべき血液製剤を選択した後，実際に投与する輸血量を決定する．血液検査と臨床症状から患者の状態を把握し，患者の現在値（検査値）と改善させうる目標値を設定し，循環血液量を勘案して輸血量を決定する．輸血療法はリスクを伴う治療法であることから，必要最小限の輸血量を選択することが重要であり，過剰に投与することは避けるべきである．したがって，患者ごとに輸血の目標値を設定することが必要である．

　心不全を有する患者に輸血を行う場合，新鮮凍結血漿や血小板製剤など血漿を多く含む血液製剤の投与量には注意が必要である．輸血随伴循環過負荷（TACO）は，輸血に伴って起こる循環負荷による心不全であり，大量の輸血を行った場合だけではなく，実際の輸血量がそれほど多くなくても，先行する輸液療法により循環過負荷が潜在的に生じている場合に，輸血を契機として心不全が発症する．心不全のマーカーである BNP（brain natriuretic peptide）の測定は TACO の診断に有用と考えられる．

(2)-2　ベッドサイドで輸血を実施する

　ベッドサイドで輸血を実施するステップにおいて想定すべき輸血副反応は，輸血開始後早期に発生しうるものであり，看護師の項と同様であるが，特に，患者の取り違えあるいは血液バッグの取り違えによる過誤輸血は，常に，注意を怠るべきではない．過誤輸血が発生した場合を念頭におき，輸血開始後5分間の患者観察は，医師にとっても重要である．

　筆者が勤務する順天堂医院において，ベッドサイドで輸血を実施する場合は，医師と看護師の2人によるダブルチェックが原則である．その理由として，患者の取り違えあるいは血液バッグの取り違えによる過誤輸血が発生した場合，通常，5分以内に血管痛などの症状が出現することから，医師が，輸血開始後5分間をベッドサイドで看護師と同席することで，万一の場合でも迅速な対応をとることが可能である．

(2)-3　遅発性の輸血副反応をチェックする

1）遅延性溶血反応

　輸血後に急性溶血反応が認められなくても，遅延性溶血反応が発生する可能性がある．遅延性溶血反応は，輸血前に実施した不規則抗体検査や交差適合試験において，検出限界以下の抗体でも二次免疫応答により溶血反応を起こすことがあるため，輸血前の検査で検出されないこともあり，未然に防止することは難しい．したがって，輸血後3〜14日は遅延性溶血反応の発生に注意を払う必要がある．

2）輸血感染症

　輸血感染症を防止するために，現在，血清学的反応を基盤とした感染症スクリーニング検査と核酸増幅検査（個別NAT）が実施されている．しかし，個別NATを実施してもウインドウ・ピリオドはゼロにはならず，特に，B型肝炎ウイルス（HBV）の感染リスクは残存する．したがって，患者へ輸血を行った後に輸血感染症が疑われる場合には，HBV・HCV・HIVを対象として輸血後検査を行うことが推奨される．

(3)　輸血副反応の概説

　一般的に，輸血副反応は，溶血性副反応と非溶血性副反応に大別し，さらに非溶血性副反応は，免疫学的副反応と非免疫学的副反応に分類されることが多い．輸血副反応のほとんどは非

溶血性免疫学的副反応とされており，発熱反応，アレルギー反応（アナフィラキシーショックを含む），輸血関連急性肺障害（TRALI），輸血後移植片対宿主病（PT-GVHD）などがある．その中で，発熱反応とアレルギー反応が大部分を占める．非免疫学的副反応として，輸血感染症や輸血随伴循環過負荷（TACO）などがある．

　輸血のリスクについて，輸血用血液製剤に起因するリスクと輸血療法を行う過程において発生するリスクに大別すると理解しやすい．特に，輸血療法を行う過程において発生するリスクとして，医療機関において，主に，ヒューマンエラーにより引き起こされる過誤輸血は，医療従事者が有害事象の当事者となることから，その防止に最大限努める必要がある．本章では，輸血副反応について，一般的な分類に沿って記載する．

(3)-1　溶血性副反応

　溶血性副反応は，患者の循環血液中に存在する赤血球に対する抗体によって起こるものであり，分類上紛らわしいが，免疫学的機序による輸血副反応の代表的なものである．溶血性副反応は，急性溶血反応と遅延性溶血反応に分けられる．

1）急性溶血反応

　急性（即時型）溶血反応は，輸血後24時間以内に発生する溶血性副反応で，患者血液中の規則抗体によって引き起こされる．急性溶血反応の大部分は，ヒューマンエラーによるABO血液型不適合輸血であるが，稀にLewis血液型でも認められることがある．血管内溶血による著しいヘモグロビン尿とヘモグロビン血漿が特徴である．ABO血液型不適合輸血による急性溶血反応は，24時間以内というよりは，輸血開始後5分以内に発症することが多い．麻酔下の手術患者や意識障害のある患者の場合には，不適合輸血の発見が遅れることがあり注意を要する．

2) 遅延性溶血反応

遅延性溶血反応は，輸血後 24 時間以降，典型的には 3～14 日に発生する溶血性副反応であり，患者血液中の不規則抗体が原因で引き起こされる．不規則抗体を保有する患者に対して，対応抗原が陽性の赤血球輸血が行われると，抗原刺激により二次免疫応答が刺激されて不規則抗体が急激に増加し，輸血された赤血球と反応して網内系における血管外溶血が起こる．輸血前に実施した不規則抗体検査や交差適合試験において，検出限界以下の抗体でも二次免疫応答により溶血反応を起こすことがあるため（輸血前の検査で検出されない），未然に防止することは難しい．日本では，抗 Jk^a，抗 Jk^b，Rh 系抗体（抗 E，抗 c，抗 C，抗 e）が原因抗体となることが多い．

不規則抗体を保有する患者に赤血球輸血を行う場合，原則として，抗体の同定検査を行って抗体が反応する抗原を同定し，その抗体が臨床的に副作用を起こし得る可能性がある場合には（37℃で反応する抗体），該当する抗原を含まない輸血用血液製剤を選択して交差適合試験を行い，凝集が認められなければ適合と判断して輸血を行う．

(3)-2　非溶血性副反応

1) 免疫学的副反応

免疫学的副反応は，主に，輸血用血液製剤に残存する献血者に由来するリンパ球や血漿成分により引き起こされる．

1)-1　発熱反応

発熱を認める輸血副反応を表 5 に示す．発熱性非溶血性輸血副反応（FNHTR）とは，輸血中～輸血終了後数時間以内に，38℃以上または輸血前より 1℃以上の体温上昇，あるいは悪寒・戦慄のいずれかあるいは両者を認める場合をいう．悪寒・戦慄のみで，発熱を認めない場合もある．輸血用血液製剤中の残存白血球と患者血液中の抗白血球抗体との抗原抗体反応，お

表5	発熱を認める輸血副作用

1. ABO 血液型不適合輸血
2. 輸血用血液製剤による細菌感染症
3. 輸血関連急性肺障害（TRALI）
4. 発熱性非溶血性輸血副作用（FNHTR）

および血液製剤の保存中に血液バッグ内で産生されたサイトカインなどが原因として考えられている．現在，すべての輸血用血液製剤に対して保存前白血球除去が実施されており，FNHTRを認めることは少なくなった．したがって，輸血開始後早期に発熱が出現した場合には，急性溶血反応など他の重篤な輸血副反応を疑って対処する必要がある．

1)-2 アレルギー反応，アナフィラキシー反応

アレルギー反応は，皮膚や粘膜に限局した症状（瘙痒感を伴う麻疹様発疹，蕁麻疹，唇・舌・口蓋垂の浮腫など）が，輸血中〜輸血終了後4時間以内に出現する軽症の非溶血性輸血副反応である．一方，アナフィラキシー反応は，アレルギー反応に伴う皮膚粘膜症状に加えて，嗄声・喘鳴・呼吸困難など気道狭窄に伴う症状，低血圧やショックなどの全身症状を伴う重症即時型のアレルギー反応である．患者がIgAあるいはハプトグロビンなどの血漿タンパク質欠損症の場合には，各々のタンパク質に対する同種抗体が原因となる．アナフィラキシー反応を呈する患者の大多数は頻回輸血患者であり，その半数に蕁麻疹や発熱などの副作用歴がある．

1)-3 輸血後移植片対宿主病（PT-GVHD）

輸血後移植片対宿主病は，輸血用血液製剤中に残存する献血者に由来するリンパ球（移植片）が，患者に輸血された後，異物として排除されずに患者体内で増殖し，患者組織を攻撃する病態である．輸血1〜2週後に，発熱と皮膚の紅斑が出現，続

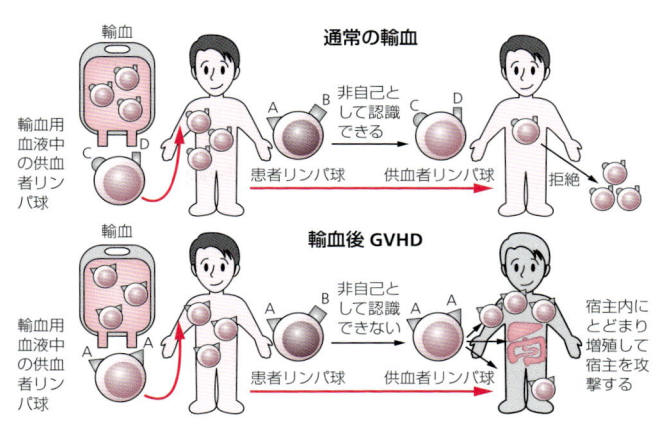

図9 輸血後移植片対宿主病の発症機序

いて肝機能障害や消化器症状が起こり、さらに骨髄無形成による汎血球減少症を呈し、重症感染症や大量出血によりほとんどが死の転帰をとる.

　献血者が HLA 抗原のホモ接合体で、患者がこの抗原のヘテロ接合体である組み合わせにおいて、患者からみると、献血者のリンパ球を"非自己"として認識できず拒絶しないが、献血者由来のリンパ球（移植片）からみると、患者（宿主）を"非自己"と認識して攻撃する"一方向性の適合"が生ずるためにPT-GVHD が発症すると考えられる（図9）. 日本において、この HLA の一方向適合が比較的高頻度に認められることから、基礎疾患として免疫不全がない患者に対して輸血を行う場合でも PT-GVHD を発症する可能性がある. PT-GVHD を防止する目的で、新鮮凍結血漿を除く輸血用血液製剤に対して、15 Gy 以上 50 Gy 以下の放射線を照射した放射線照射血の使用が推奨される. 放射線照射血の導入以降、PT-GVHD の新規発生例は報告されていない.

1）-4　輸血関連急性肺障害（TRALI）

　輸血関連急性肺障害は，輸血中または輸血後6時間以内に，急性の呼吸困難で発症する非心原性肺水腫であり，低酸素血症と胸部X線像における両肺野の浸潤影を特徴とする．輸血随伴循環過負荷（TACO）および他の原因を除外する必要がある．TRALIの発症機序として，輸血用血液製剤中の抗白血球抗体と患者の白血球との抗原抗体反応により補体が活性化され，好中球の凝集および肺毛細血管の透過性が亢進して発症すると考えられている．TRALIは，女性の献血者（経産婦あるいは妊娠経験のある女性）から採血された血液を原料とした輸血用血液製剤，とりわけ血漿成分が多く含まれている血液製剤（新鮮凍結血漿，血小板製剤）で発生しやすい．

1）-5　輸血後紫斑病

　輸血後紫斑病は，血小板輸血を行った7〜10日後に血小板減少症が出現し，出血傾向を呈する疾患である．輸血後紫斑病は，血小板の代表的な同種抗原であるHPAの中で，HPA-1抗原の不適合により起きるものである．HPA-1a抗原陰性の患者にHPA-1a抗原陽性の血小板製剤を輸血した場合，抗HPA-1a抗体が産生され，その後，抗体価が上昇することにより，血小板減少症と出血傾向を呈するものである．日本人では稀である．

2）非免疫学的副反応

2）-1　輸血感染症

　輸血感染症とは，輸血用血液製剤および血漿分画製剤を介して，献血者が保有する感染性病原微生物が患者へ伝播する感染症をいう．「輸血療法の実施に関する指針」において，検査すべき項目として，B型肝炎ウイルス（HBV）はHBs抗原・抗HBs抗体・抗HBc抗体，C型肝炎ウイルス（HCV）は抗HCV抗体，ヒト免疫不全ウイルス（HIV）は抗HIV-1/2抗

体，ヒトTリンパ向性ウイルスI型（HTLV-I）は抗HTLV-I抗体，そして梅毒血清反応があげられている．現在，血清学的スクリーニング検査で陰性と判断されたすべての検体を対象として，HBV・HCV・HIV-1/2についてNATが行われている．ヒトパルボウイルスB19は，血漿分画製剤の製造工程において不活化されず，血漿分画製剤を介してヒトパルボウイルスB19感染症が引き起こされる可能性があり，ヒトパルボウイルスB19抗原検査が行われている．また，血液製剤を介したプリオンの感染による変異型クロイツフェルトヤコブ病（vCJD）が報告されている．現在，輸血用血液製剤の製造工程において保存前白血球除去が実施されている．

2)-2　輸血随伴循環過負荷（TACO）

輸血随伴循環過負荷は，輸血に伴って起こる循環負荷による心不全であり，輸血後6時間以内に，呼吸困難を主徴として発症するため，輸血関連急性肺障害（TRALI）との鑑別を必要とする（表6）．臨床的に両者の鑑別が困難な場合はあるが，TACOによる呼吸困難は心原性であることが大きな相違点である．大量の輸血を行った場合だけではなく，実際の輸血量が

表6 輸血関連急性肺障害（TRALI）と輸血随伴循環過負荷（TACO）の特徴

	TRALI	TACO
体温	発熱を認めることがある	変化なし
血圧	低下	上昇
呼吸器症状	急性呼吸不全	急性呼吸不全
頸静脈	変化なし	怒張することがある
胸部X線像	両側肺野のびまん性浸潤影	両側肺野のびまん性浸潤影
肺水腫液	滲出性	漏出性
水分バランス	正負どちらもありうる	正
利尿剤の効果	わずか	有効
白血球数	一過性の白血球減少	変化なし
BNP値	<200 pg/mL	>1,200 pg/mL

それほど多くなくても，付随する輸液により循環過負荷が潜在的に生じている場合に，輸血を契機として心不全が発症する．心不全マーカーであるBNPの測定はTACOの診断に有用と考えられる．

2)-3 過誤輸血

過誤輸血とは，本来，当該患者に必要とされる仕様（製剤種類および輸血単位数）と異なる輸血用血液製剤が輸血される場合をいう．過誤輸血の代表的なものとして，重篤な急性溶血反応を呈する"ABO血液型不適合輸血"があるが，RhD陰性患者に対するRhD陽性血の輸血，不規則抗体を保有する患者への抗原陽性血の輸血なども含まれる．過誤輸血は，輸血療法を行う過程で発生するリスクの代表的なものであり，原因のほとんどはヒューマンエラーによる．特に，ベッドサイドにおいて，輸血を実施する直前に患者の取り違えあるいは血液バッグの取り違えが起こった場合に過誤輸血が発生するので，ベッドサイドにおける輸血直前の照合確認は最も重要である．

2)-4 クエン酸中毒

クエン酸中毒は，輸血用血液製剤を大量／急速に輸血する場合や成分採血装置を用いたアフェレーシスの際に起きる低カルシウム血症をさす．輸血用血液製剤に用いられる抗凝固保存液としてCPD液があり，その成分の1つであるクエン酸ナトリウムは，血液凝固カスケードにおいて，カルシウムイオンをキレートすることで凝固を阻害する．症状として，口唇周囲のしびれやテタニー様症状が出現するが，重篤な場合には，低血圧・循環虚脱・心停止を引き起こす可能性がある．カルシウム製剤を輸注することで回復する．

2)-5 空気塞栓

空気塞栓は，患者の輸血ルート（輸血用血液製剤〜輸血セッ

ト～血管）内に大量の空気が混入した場合に起こる重大な合併症であり，一般的な自然落下により輸血を行う場合には発生しない．急速輸血装置を使用する場合や輸血用血液製剤を加圧して輸血する場合には注意が必要である．回収式自己血輸血において，返血バッグ内に少量の空気が混入することがあり，返血の際は加圧しないことが重要である．

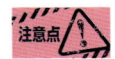

①輸血副反応の有無をチェックする場合，医師と看護師では注意するポイントが異なる．

②看護師のポイントとして，(i) 患者検体を採血する場合は，患者誤認に注意すること，(ii) 輸血の準備を行う場合は，患者の取り違えおよび血液バッグの取り違えに注意すること，および輸血用血液製剤の外観をチェックすること，(iii) ベッドサイドで輸血を実施する場合は，患者の観察を十分に行うことで，輸血開始直後あるいは輸血中に発生しうる輸血副反応を早期に発見することが重要である．

③医師のポイントとして，(i) 輸血の決定を行う場合は，適応の是非だけではなく適正輸血に留意すること，(ii) ベッドサイドで輸血を実施する場合は，輸血開始後 5 分間はベッドサイドにいて，看護師とともに患者の観察を行い，万一の急性溶血反応やアナフィラキシーショックに対処すること，(iii) 遅延性溶血反応や輸血感染症など，遅発性輸血副反応をチェックすることが重要である．

（大坂顯通）

Ⅲ
ミニキーワード集

各項目において，赤字で示す用語は，
別項目としてミニキーワード集に収載されています．

和文（アイウエオ順）

亜型（subtype）

　ABO 血液型において，遺伝的に血液型抗原の性状に異常を認める変異型（正常と異なる表現型を呈するもの）を亜型（あがた）と呼ぶ．典型的な ABO 亜型は，血液型糖転移酵素をコードする遺伝子の変異により糖転移酵素活性が低下し，赤血球上の A 抗原あるいは B 抗原の抗原決定基数が減少するために，赤血球の抗原性が減弱するものである．ABO 血液型検査において，オモテ試験とウラ試験の不一致を呈する（ランドシュタイナーの法則に従わない）事例の代表的なものである．

アナフィラキシー反応（anaphylactic reaction）

　アナフィラキシー反応は，重篤な非溶血性輸血副作用である．嗄声・喘鳴・呼吸困難など気道狭窄に伴う症状，低血圧やショックなどの全身症状を伴う重症即時型のアレルギー反応である．患者が IgA あるいはハプトグロビンなどの血漿タンパク質欠損症の場合には，各々のタンパク質に対する同種抗体が原因となる．患者の大多数は頻回輸血患者であり，その半数に蕁麻疹や発熱などの副作用歴がある．

アフェレーシス（apheresis）：成分採血を参照．

アルブミン製剤（albumin preparation）

　アルブミンは，血漿膠質浸透圧および循環血漿量の維持に主要な役割を果たしている．代表的なアルブミン製剤である人血清アルブミンには，5％の等張アルブミン製剤と 20〜25％の高張アルブミン製剤がある（図 10）．等張アルブミン製剤は，主に出血性ショックや重症熱傷等において，高張アルブミン製剤は，主に低タンパク血症に伴う難治性腹水や胸水の治療に対して使用される．アルブミン製剤は，5％ブドウ糖液や生理食塩液などの中性に近い輸液剤以外との混合注射は避けるべきである．また，アルブミン製剤には保存剤が含有されていないため，分割使用は禁忌

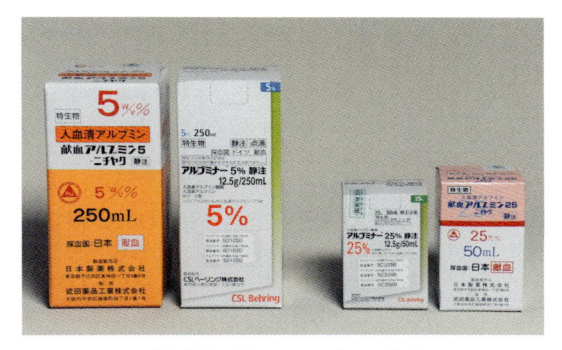

図 10　現行のアルブミン製剤

であり，残液は細菌汚染の可能性があるため使用しない．

アレルギー反応（allergic reaction）

　アレルギー反応は，皮膚や粘膜に限局した症状を呈する軽症の非溶血性輸血副作用である．瘙痒感を伴う麻疹様発疹，蕁麻疹，局所性の血管性浮腫，唇・舌・口蓋垂の浮腫，眼窩周囲の瘙痒感，眼瞼結膜の浮腫など，皮膚や粘膜に限局した症状が，輸血中〜輸血終了後4時間以内に出現する．アレルギー反応は，患者血液中の IgE と輸血用血液製剤中の抗原との反応であると考えられる．局所的で軽症なアレルギー反応では，抗ヒスタミン剤や副腎皮質ステロイド剤の投与により速やかに改善する．

安全な血液製剤の安定供給の確保等に関する法律（血液法）

　血液法の基本理念において，血液製剤については，安全性の向上，国内自給の原則，安定供給，適正使用，血液事業の公正の確保と透明性の向上，の5点が明文化された．また，関係者の責務として，血液事業における国の責任が明確化され，地方自治体，採血事業者（日本赤十字社），製造業者等の責務が記載されている．さらに，医療関係者の責務として，血液製剤の適正使用，血液製剤の安全性に関する情報の収集および提供に努めることが明文化された．

アンチトロンビン製剤 (antithrombin preparation)

　　アンチトロンビンは，血液凝固阻害作用を有するセリンプロテアーゼインヒビターである．血中アンチトロンビンの欠乏あるいは活性が低下した場合には凝固系優位の状態となり，血栓塞栓症発症の素因となる．アンチトロンビン製剤は，先天性アンチトロンビン欠損症に対する補充療法として，あるいは血中アンチトロンビン活性の低下（70%以下）を伴う播種性血管内凝固（DIC）に対する抗凝固療法として使用される．DIC の治療において，アンチトロンビン製剤は，原則としてヘパリン／ヘパリン類の持続点滴静注下に投与するが，出血が予想される場合には単独投与を行う．

異型適合血輸血 (ABO-non-identical compatible blood transfusion)

　　異型適合血とは，ABO 血液型は同型ではないが，患者に適合する輸血用血液製剤をさす．異型適合血輸血では，赤血球製剤を使用する場合は，A 型では O 型，B 型では O 型，AB 型では O 型よりも A 型あるいは B 型を優先して輸血することをいう．危機的出血において時間的余裕がない場合には，救命を最優先して輸血療法を行う．赤血球製剤の選択順位は，ABO 同型交差適合試験済み，ABO 同型交差適合試験省略，ABO 異型適合血の順（表7）である．血小板製剤および新鮮凍結血漿の選択順位は，ABO 同型，ABO 異型適合血の順番である．

表7　緊急時の適合血の選択

患者血液型	赤血球濃厚液	新鮮凍結血漿	血小板濃厚液
A	A＞O	A＞AB＞B	A＞AB＞A
B	B＞O	B＞AB＞A	B＞AB＞A
AB	AB＞A＝B＞O	AB＞A＝B	AB＞A＝B
O	O のみ	全型適合	全型適合

異型適合血を使用した場合，投与後の溶血反応に注意する．

異型リンパ球 (atypical lymphocyte)

　正常リンパ球と比較して，細胞形態に異常を認める場合，反応性によるものを異型リンパ球，腫瘍性によるものを異常リンパ球と区別している．異型リンパ球は，末梢血塗抹標本において，好塩基性で大型（16 μm 以上）のリンパ系細胞であり，核／細胞質比が低く，核網が粗荒な特徴がある．典型的には，EB ウイルス（EBV）の初感染によって起こる伝染性単核症で認められ，外来の抗原刺激によって活性化され幼若化したリンパ球をさす．また，薬物アレルギー・結核・自己免疫疾患・輸血後・心臓手術後などでも認められる．

移植片対宿主病 (graft-versus-host disease: GVHD)

　GVHD は，ドナー由来のリンパ球（移植片）が，患者（宿主）を非自己と認識して攻撃する病態である．造血幹細胞移植において，主要組織適合抗原である HLA が一致したドナーを選択することで，GVHD の発症頻度を減少させることができる．輸血療法では，輸血後移植片対宿主病（PT-GVHD）として発症しうる．献血ドナーが HLA 抗原のホモ接合体で，患者がこの抗原のヘテロ接合体の組み合わせの場合に，HLA の一方向適合が生ずることで PT-GVHD が発症する．新鮮凍結血漿を除く輸血用血液製剤に対して，最低 15 Gy，最高 50 Gy の条件下で放射線を照射してリンパ球を不活化した放射線照射血の使用が推奨される．

一次止血 (primary hemostasis)

　一次止血とは，止血機構において血小板が関与する前半部分をいう．血管が損傷して出血すると，まず，血小板膜上の糖タンパクである GPIb/IX 複合体が，血漿中のヴォン・ヴィレブランド因子を介して，損傷部位の血管に露出したコラーゲンに結合する．粘着により活性化した血小板から種々のメディエーターが放出され，血小板凝集が起こる．さらに，血小板膜上の GPIIb/IIIa 複合体がフィブリノゲンと結合し，それを介して血小板同士が互いに凝集して一次血栓（血小板血栓）を形成する．この後，二次止血を経て強固な二次血栓が形成され，止血が完了する．一次止血において，中心的役割を果たすのが血小板であり，血小板減少症だけではなく，血小板の機能異常によっても出血傾向を呈する．

院内採血 (in-hospital collecting blood)

　院内採血は，医療施設において，ドナーから採血して輸血用血液製剤を調製して輸血を行うものである．原則として，日本赤十字社血液センターから供給されない血液製剤を輸血する場合に限定される．日本赤十字社血液センターから供給される血液製剤について，敢えて院内で採血して輸血を行う明確な理由はない．院内採血では，供血者の感染症スクリーニング検査が不十分になりやすく，ウインドウ・ピリオドにおける供血のリスクを完全に排除することは難しい．血縁者からの新鮮血輸血は，輸血後移植片対宿主病のリスクが高いため未照射血の輸血は禁忌である．

院内分割 (in-hospital dividing blood preparation)

　院内分割とは，1回輸血量が少ない小児患者などにおいて，日本赤十字社血液センターから供給される輸血用血液製剤を医療機関内で分割し，同一の献血者に由来する血液製剤を調製することをいう．対象となる血液製剤は赤血球製剤と血小板製剤であり，新鮮凍結血漿は一般的に院内分割の対象とはならない．分割バッグの有効期限は，分割される前の元バッグと同じである．適切な時間（6時間以内）に輸血を完了する1回輸血量と元バッグの血液量を勘案して分割数を決定する．赤血球製剤では，一般的に，最小単位である1単位（200 mL献血由来）を2～5分割する．

インフォームド・コンセント (informed consent)

　文字通りの意味は，説明を受けた（インフォームド）うえでの同意（コンセント）である．医師は，患者に対して輸血を行うことを決定した後，患者あるいは患者家族に対して，理解しやすい言葉でよく説明し，文書にて同意を得る必要がある（輸血同意書の取得）．輸血療法におけるインフォームド・コンセントは診療報酬の要件となっており，原則として，輸血を行う前に説明して同意を得る必要がある．すべてに漏れなく説明することは困難であり，重要な事項，頻度が高い事項，患者が関心を抱いている事項などに絞って説明し，最後に質問の機会を設け，十分に理解されたことを確認することが重要である．

ウインドウ・ピリオド（window period）

ウインドウ・ピリオド（ウインドウ期）は，病原微生物が感染した初期において，感染症検査による検出が可能になるまでの（検出できない）空白期間をいう（図11）．抗原抗体反応に依存する血清学的検査のウインドウ・ピリオドと，核酸増幅検査（NAT）のウインドウ・ピリオドがある．ウインドウ・ピリオドに採血された献血者の血液は，感染症スクリーニング検査で陰性と判断され，検査感度未満の濃度の感染性病原体が含まれた輸血用血液製剤が患者に投与される可能性がある．NATは，現在，個別NAT（1人分の検体ごとに検査を行う）が実施されている．

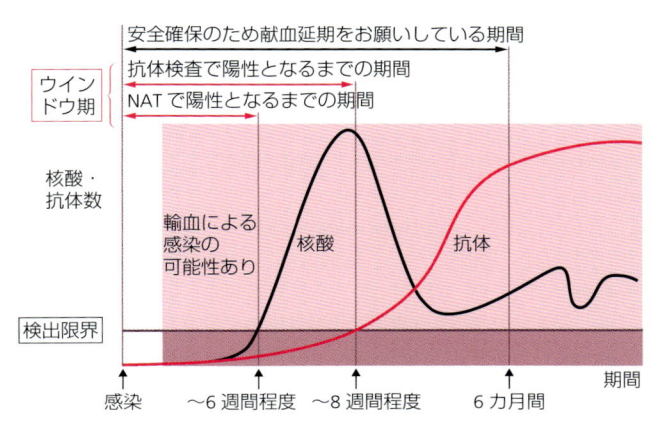

図11 ウインドウ・ピリオド
HIV感染時の核酸・抗体数の増加とウインドウ・ピリオド
（日本赤十字社作成）

ヴォン・ヴィレブランド因子（von Willebrand factor：vWF）

vWFは，血管内皮細胞および巨核球により産生される高分子量の糖タンパク質で，傷害を受けた血管の内皮下組織への血小板の粘着に関与することで，一次止血において重要な役割を果たしている．また，vWFは，血液凝固第Ⅷ因子の運搬と安定化にも関与している．vWFは，血漿中ではマルチマー構造をとり，高分子量のマルチマーほど止血能が高い．したがって，vWFの量

的減少あるいは高分子 vWF マルチマーの欠乏があると，一次止血に障害をきたす．ヴォン・ヴィレブランド病は，血漿中の vWF の量的・質的異常により出血傾向を呈する遺伝性疾患であるが，後天性ヴォン・ヴィレブランド病は，後天的に vWF が低下することにより，出血傾向を呈する疾患である．

ウラ試験（reversed typing）

ウラ試験とは，ABO 血液型検査の一部であり，血清中の抗 A 抗体と抗 B 抗体を検出する（既知の抗原を用いて未知の抗体を調べる）検査である．具体的には，3％に調製した A1 血球，B 血球，O 血球各 1 滴と被験血清各 2 滴を混合し，試験管をよく振って試薬と検体を混和し，3,400 rpm で 15 秒間遠心した後，凝集の有無を判定する．試験管法だけではなく，カラム凝集法でも行われる．オモテ試験とウラ試験の結果が一致した時に血液型を判定する．オモテ試験とウラ試験の不一致を呈する場合には，判定保留として不一致となった原因を解明する必要がある．

エリスロポエチン（erythropoietin: EPO）

EPO は，造血のプロセスにおいて，骨髄の後期赤芽球系前駆細胞（CFU-E）に作用して，赤芽球系細胞への分化・成熟を促進し赤血球の産生を亢進させるサイトカイン（造血因子）である．医薬品である遺伝子組換え型 EPO 製剤は，血液透析患者における腎性貧血に対して投与される．また，貯血式自己血輸血における自己血貯血の際に，採血により貧血が出現した患者に対しても保険適応がある．

エルシニア菌（Yersinia）

エルシニア・エンテロコリティカはグラム陰性桿菌で，輸血後細菌感染症を引き起こす代表的な菌種である．ヒトに感染すると長期間菌血症状態になることから，菌血症を呈した献血者の血液を介して，汚染された赤血球製剤が患者に輸血され，重篤な敗血症が引き起こされる．エルシニア菌は，赤血球製剤の保存液 MAP の主成分の 1 つであるマンニトールを栄養として，鉄分が多い環境で増殖しやすく，低温でも増殖してエンドトキシンを産生する．赤血球製剤の色調に異常な黒色化（61 頁参照）が認め

られた場合には，エルシニア菌による汚染が考えられるので絶対に使用してはならない．赤血球製剤を使用する前に，溶血や変色等について外観を観察してから輸血を開始することが重要である．

オモテ試験（forward typing）

オモテ試験とは，ABO 血液型検査の一部であり，赤血球上のA 抗原と B 抗原を検出する（既知の抗体を用いて未知の抗原を調べる）検査である．具体的には，抗 A 血清（青色）と抗 B 血清（黄色）各 1 滴を 3 ％に調製した被験血球 1 滴と混合し，試験管をよく振って試薬と検体を混和し，3,400 rpm で 15 秒間遠心した後，凝集の有無を判定する．試験管法だけではなく，カラム凝集法でも行われる．オモテ試験とウラ試験の結果が一致した時に血液型を判定する．オモテ試験とウラ試験の不一致を呈する場合には，判定保留として不一致となった原因を解明する必要がある．

オモテ試験とウラ試験の不一致（ABO discrepancy）

ABO 血液型検査において，オモテ試験とウラ試験の検査結果が一致しない場合には，判定保留として不一致となった原因を解明する必要がある（表 8）．赤血球側の要因として，赤血球の抗

表8 オモテ試験とウラ試験の不一致
1. 赤血球側の要因 　　亜型 　　白血病などにより後天的に抗原性が減弱した血球 　　獲得性 B 　　直接抗グロブリン試験陽性
2. 血清側の要因 　　生後 1 カ月未満の新生児 　　先天性免疫不全症候群（X連鎖無ガンマグロブリン血症など） 　　血清タンパク異常（高ガンマグロブリン血症など）
3. 技術的要因 　　ヒューマンエラー 　　検査試薬の汚染 　　判定時の遠心が強い

原性が減弱するもので，亜型（あがた）や悪性腫瘍に随伴する ABO 血液型の変異が相当する．一方，赤血球の抗原性が増強する病態として獲得性 B がある．血清側の要因として，規則抗体が存在しないか抗体力価が非常に低下している場合で，新生児や無ガンマグロブリン血症が相当する．また，高ガンマグロブリン血症では非特異的な凝集反応が認められることがある．

回収式自己血輸血 (intraoperative cell salvage and autologous blood transfusion)

（術中）回収式自己血輸血は，手術中に術野に出血した血液を吸引した血液，あるいはドレーンから回収した血液を，セルセーバーなどの機器を用いて赤血球を生理食塩液で洗浄し，患者へ返血する方法である．貯血式自己血輸血と併用されることが多い．主に，心臓血管手術や整形外科手術など出血量の多い手術において行われるが，消化器系の手術において，回収式自己血輸血の適応はない．回収処理した血液は速やかに返血する必要があり，原則として，回収血は手術室内で血管ルートに連結する．返血バッグ内に少量の空気が混入することがあり，空気塞栓を防止するために加圧して輸血を行わない．

改正薬事法 (The revised Pharmaceutical Affairs Act)

改正薬事法において，生物由来製品と特定生物由来製品を定義し，輸血用血液製剤すべてと遺伝子組換え凝固因子製剤等は特定生物由来製品に含まれるとした．医療関係者の責務として，(1) 特定生物由来製品の有効性と危険性について，患者またはその家族からインフォームド・コンセントを取得すること，(2) 特定生物由来製品の使用記録（患者氏名，住所，投与日，製品名，製品番号を含む）を作成し，20 年間の保存を義務づけ，使用対象者（患者）に対する遡及調査の体制を確保すること，(3) エイズ等の感染症発生時に，使用対象者の利益になる時に限り，使用記録等の情報を製造承認取得者（製造業者）等へ提供すること，(4) 感染症発生時など必要があると認めた時は，その旨を厚生労働大臣に報告することが明記された．

解凍赤血球製剤（frozen thawed red blood cell preparation）

　赤血球製剤の１つで，日本赤十字社血液センターから供給される製剤は，ヒト血液 200 mL あるいは 400 mL から白血球と血漿の大部分を除去した赤血球層に，凍害保護液を加えて凍結保存したものを解凍し，凍害保護液を洗浄除去した後に，赤血球保存用添加液（MAP 液）を混和したものである．他の赤血球製剤と比較してバッグ中の上清ヘモグロビン量が多い．2～6℃で貯蔵し，有効期間は製造後４日間である．ちなみに，凍害保護剤を使用せずに赤血球製剤を凍結した場合（誤って冷凍庫に入れてしまった）は，赤血球膜が破壊されて溶血が起こり，血液製剤として使用できないので注意が必要である．

核酸増幅検査（nucleic acid amplification test: NAT）

　NAT は，血液中に存在するウイルスの核酸の一部を，試験管内で多量に増幅してそのウイルスを検出する方法である．献血者に対する予備検査の感染症スクリーニング検査において，ウインドウ・ピリオドに献血された血液は，抗原抗体反応に依存する血清学的スクリーニング検査で陰性と判断されて，検査感度未満の濃度の感染性病原微生物が含まれた輸血用血液製剤が供給され，輸血感染症が引き起こされる可能性がある．NAT は，血清学的スクリーニング検査で陰性と判断されたすべての検体を対象として，HBV，HCV，HIV-1/2 について NAT が行われており，NAT 陰性が確認された献血血液のみが，輸血用血液製剤あるいは血漿分画製剤の原料として使用される．現在，個別 NAT（1人分の検体ごとに検査を行う）が実施されている．

獲得性 B（acquired B antigen）

　獲得性 B は，A 型患者において，B 型様抗原（本来の B 抗原ではない）が出現するために，A 型が "見かけ上 AB 型に変異する" ものである．大腸癌などによる腸閉塞，あるいはグラム陰性菌による敗血症患者において，結腸由来のある種のグラム陰性菌が異常増殖し，細菌が放出する酵素が A 型抗原決定基に作用してガラクトサミンに変化させる．ガラクトサミンは，B 型抗原決定基である D- ガラクトースに類似するので，血液型判定用の抗 B 血清と反応することで，いかにも B 抗原を獲得したようにみ

える現象である．あくまでも ABO 血液型検査のオモテ試験における反応であり，ウラ試験では本来の A 型（抗 B 抗体をもつ）であることから，オモテ試験とウラ試験の不一致を呈する．

過誤輸血 (mistransfusion)

過誤輸血とは，本来，当該患者に必要とされる仕様（製剤種類および輸血単位数）と異なる輸血用血液製剤が輸血された場合をいう．過誤輸血の代表的なものとして，重篤な急性溶血反応を呈する ABO 血液型不適合輸血があるが，RhD 陰性患者に対する RhD 陽性血の輸血，不規則抗体を保有する患者への抗原陽性血の輸血なども含まれる．原因のほとんどはヒューマンエラーによる．特に，ベッドサイドにおいて，輸血を実施する直前に"患者の取り違え"あるいは"血液バッグの取り違え"が起こった場合に過誤輸血が発生するので，ベッドサイドにおける輸血直前の照合確認が最も重要である．

過粘稠度症候群 (hyperviscosity syndrome)

過粘稠度症候群は，血清粘稠度が亢進することにより，種々の臓器に血流障害をきたす病態をいう．視力障害，神経症状，心不全に加えて，凝固因子および血小板機能が低下することで出血傾向を呈することもある．IgM 型単クローン性高ガンマグロブリン血症を伴う原発性マクログロブリン血症において，過粘稠度症候群をきたしやすい．末梢血塗抹標本において，赤血球の円板面がくっつきあって一列に並んだ形を示す連銭形成が認められる．血清粘稠度が亢進した病態において，粒子凝集法（PA 法）による抗体検査など，凝集反応に基づく臨床検査において偽陽性反応を示すことがある．また，輸血関連検査においても，非特異的な赤血球凝集反応が認められることがあり，注意が必要である．

カラム凝集法 (column agglutination technology)

カラム凝集法は，デキストランゲル（ゲル法）あるいはガラスビーズ（ビーズ法）を充填した専用のマイクロチューブと自動輸血検査機器を使用して輸血検査を行う方法であり，従来の試験管法と同様に，赤血球の凝集反応を基本原理としている．血液型検査（ABO 血液型，RhD 血液型），不規則抗体スクリーニング検

査，交差適合試験，直接・間接抗グロブリン試験などが実施できる．カラム凝集法の測定感度は，従来の試験管法とほとんど変わらず，亜型などで認められる部分凝集の判定が容易である．

カリウム吸着除去用血液フィルター（potassium adsorption filter）

カリウム吸着除去用血液フィルターは，陽イオン交換樹脂であるポリスチレンスルホン酸ナトリウムにより，カリウムイオンをナトリウムイオンと等量置換することで，赤血球製剤中の過剰なカリウムを吸着除去する輸血用のフィルターである．適応は，胎児・未熟児・新生児・交換輸血または体外循環を受ける小児・救命上緊急な急速大量輸血が必要な患者に対して，血液バッグ中のカリウム値が上昇しているおそれのある赤血球製剤（放射線照射血，長期保存血）を輸血する場合である．患者によっては，輸血中に血圧低下やショックなどの重篤な症状が出現する可能性があるので注意が必要である．

顆粒球（granulocyte）

顆粒球は，細胞質内に豊富な顆粒を有する白血球をさし，多形核白血球ともいう．May-Giemsa 染色による顆粒の色調により，好中球，好酸球，好塩基球に分類される．顆粒球は，健常人の末梢血中で最も数が多く，自然免疫において重要な血球である．顆粒球の中で最も数が多い好中球は，顆粒球輸血などにおいて，顆粒球と同義に扱われる．

顆粒球コロニー刺激因子（granulocyte colony-stimulating factor: G-CSF）

G-CSF は，造血のプロセスにおいて，骨髄の骨髄系前駆細胞に作用して，好中球への分化・成熟を促進し好中球の産生を亢進させるサイトカイン（造血因子）である．医薬品である遺伝子組換え型 G-CSF 製剤は，種々の血液疾患に伴う好中球減少症およびがん化学療法後の骨髄抑制による好中球減少症に対して，好中球を増加させる目的で投与される．末梢血幹細胞移植における幹細胞採取において，骨髄中の造血幹細胞を末梢血中へ動員する目的で健常ドナーに投与される．また，顆粒球輸血において，好中

球を効率よく採取する目的で健常ドナーに投与されるが，この場合には保険適応は認められていない．

顆粒球輸血 （granulocyte transfusion）

顆粒球輸血とは，健常人ドナーに顆粒球コロニー刺激因子（G-CSF）を投与して大量の顆粒球（本稿では好中球と同義）を採取し，得られた顆粒球製剤を好中球減少症の患者に輸注する輸血療法である．顆粒球製剤は，輸血用血液製剤として日本赤十字社血液センターから供給されないため，顆粒球製剤を院内調製することが可能な輸血部門が設置されていることが前提となる．採取された顆粒球製剤には一定量のリンパ球が混入しており，輸血後移植片対宿主病を予防する目的で，顆粒球製剤に対して 15〜50 Gy の放射線照射を行う．

間接抗グロブリン試験 （indirect antiglobulin test: IAT）

間接抗グロブリン試験（間接クームス試験）は，患者の血清中に存在する抗赤血球抗体を，検査用のスクリーニング赤血球で吸収して検出する方法である．患者血清（血漿）とスクリーニング赤血球を混和し，反応増強剤（LISS など）を加えて 37℃に加温し，洗浄後に抗ヒトグロブリン試薬（クームス血清）を加え，赤血球の凝集反応を起こすことにより，血清（血漿）に存在する抗体を検出する方法である．間接抗グロブリン試験は，輸血関連検査の不規則抗体スクリーニング検査および交差適合試験において，日常的に行われる検査法である．

感染症スクリーニング検査 （laboratory screening tests for infectious agent）

献血者の適格性を判断する予備検査において，精度の高い感染症検査を行うことが輸血感染症を防止するうえで重要である．感染症スクリーニング検査は，輸血用血液製剤を製造する日本赤十字社血液センターが予備検査を実施している．検査項目として，B 型肝炎ウイルス（HBV）については HBs 抗原・抗 HBs 抗体・抗 HBc 抗体，C 型肝炎ウイルス（HCV）は抗 HCV 抗体，ヒト免疫不全ウイルス（HIV）は抗 HIV-1/2 抗体，ヒト T リンパ向性ウイルス I 型（HTLV-I）は抗 HTLV-I 抗体，梅毒血清反応

がある．血清学的スクリーニング法の陰性検体について，HBV・HCV・HIV-1/2 に対する核酸増幅検査（NAT）を追加して実施している．

寒冷凝集素 (cold agglutinin)

　寒冷凝集素とは，体温以下，とりわけ 28～31℃の低温において赤血球を凝集させる抗体であり，37℃では凝集させない．IgM 型の寒冷凝集素は寒冷凝集素症（CAD），IgG 型の寒冷凝集素は発作性寒冷ヘモグロビン尿症において認められるドナート・ランドシュタイナー（DL）抗体が代表的なものである．抗 I 抗体は，通常 IgM 型の 4℃で反応する抗体であり，CAD 患者では，力価が非常に高い抗 I 抗体（稀に抗 i 抗体）が自己抗体として産生されるために，自己免疫性溶血性貧血を引き起こす．IgM 型自己抗体が赤血球に結合している場合，ABO 血液型検査あるいは直接抗グロブリン試験（DAT）において偽陽性反応を認めることがある．

希釈式自己血輸血 (dilutional autologous blood transfusion)

　（術前）希釈式自己血輸血は，全身麻酔下において，手術開始直前に 600～1,200 mL の自己血採血を行い，喪失分を代用血漿で補うことで赤血球の喪失を軽減し，術中～手術終了時に返血する方法である．血液を希釈すると血液中の酸素含量が低下するが，心拍出量が増加することである程度は代償し，適正な輸液量を維持すれば，ヘモグロビン濃度がある程度まで低下しても手術を行うことは可能である．貯血式自己血輸血と比較して新鮮な自己血を確保できるが手術時間が延長すること，血液を希釈して手術を行うことのメリットが明確に示されていないなどの問題がある．

希釈性凝固障害 (dilutional coagulopathy)

　手術中の輸血の原則は，循環血液量（70 mL/kg）に対する出血量の割合に応じて成分輸血を行うことである．術中の出血が続いて循環血液量以上の出血が起きた場合には，全血で出血している一方で，輸血に関しては細胞外液系輸液剤＋赤血球製剤＋アルブミン製剤の成分輸血が行われている．したがって，補充されていない血液凝固因子および血小板は，輸液剤等により希釈されて

減少することで，希釈性凝固障害が起こる．特に，大量出血（24時間以内に循環血液量以上の出血）の場合には，希釈性凝固障害が起きやすい．

規則抗体 （regular antibody）

規則抗体は，ABO血液型における血清中の抗A抗体と抗B抗体をいう．輸血や妊娠などの免疫刺激によらない自然抗体であり，免疫グロブリンクラスはIgMが主体である．"ヒト血清中には自己のもつ抗原とは反応しない抗体が必ず存在している"というランドシュタイナーの法則に従う．

キメラ （chimera）

キメラ（キメリズム）は，異なる胚に由来する（クローンが異なる）細胞ないし組織が，同一個体内に混在することをいう．ギリシャ神話に登場する伝説の生物キマイラ（ライオンの頭と山羊の胴体，毒蛇の尻尾をもつ）に由来する（図12）．血液型キメラは，遺伝的に由来の異なる2種類の赤血球が混在する状態をいう．先天的な原因として，二卵性双生児において，双生児の胚はしばしば胎盤における血液供給を共有しており，造血幹細胞がもう一方の胚へ移動可能なことから，移動した造血幹細胞が骨髄に定着すると血液型キメラが生ずる．後天的な原因として，O型以外の患者がO型赤血球の輸血を受けた場合などの異型適合血

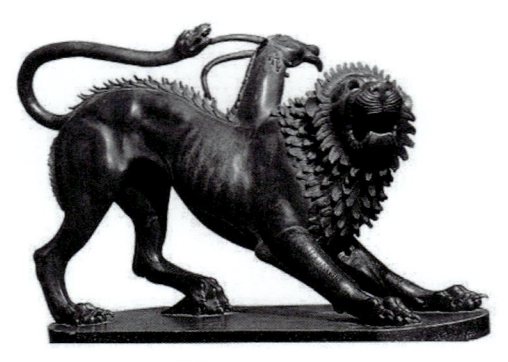

図12 キマイラの像

JCOPY 498-01928

輸血や，ABO 血液型不一致の造血幹細胞移植が行われた場合に認められる．

急性溶血反応 （acute hemolytic reaction）

溶血性副反応は，免疫学的機序による輸血副反応の代表的なものであり，患者の循環血液中に存在する赤血球に対する抗体によって起こる．急性溶血反応は，輸血後 24 時間以内に発生する急性（即時型）の溶血反応であり，患者血液中の規則抗体によって引き起こされる．急性溶血反応の大部分は，ヒューマンエラーによる ABO 血液型不適合輸血である．急性溶血反応の特徴は，血管内溶血による著しいヘモグロビン尿とヘモグロビン血漿である．ABO 血液型不適合輸血による急性溶血反応は，24 時間以内というよりは，輸血開始後 5 分以内に発症することが多い．麻酔下の手術患者や意識障害のある患者の場合には，不適合輸血の発見が遅れることがあり注意を要する．

巨核球 （megakaryocyte）

巨核球は，血小板を産生する前駆細胞であり，骨髄巨核球の細胞質が分離膜により分割され，断片化することで血小板が産生される．造血のプロセスにおいて，骨髄系前駆細胞から巨核芽球が産生され，巨核芽球はトロンボポエチンの刺激を受けて増殖し，多倍体化（細胞分裂を伴わない DNA 合成）による大型の成熟巨核球となる．成熟巨核球から細胞質突起が形成され，それが断片化することで血小板が産生される．

空気塞栓 （air embolism）

空気塞栓は，患者の輸血ルート（輸血用血液製剤〜輸血セット〜血管）内に大量の空気が混入した場合に起こる重大な合併症であり，一般的な自然落下により輸血を行う場合には発生しない．急速輸血装置を使用する場合や輸血用血液製剤を加圧して輸血する場合には注意が必要である．回収式自己血輸血において，返血バッグ内に少量の空気が混入することがあり，返血の際は加圧しないことが重要である．

クエン酸中毒 （citrate toxicity）

　　クエン酸中毒は，輸血用血液製剤を大量／急速に輸血する場合や成分採血装置を用いたアフェレーシスの際に起きる低カルシウム血症をさす．輸血用血液製剤に用いられる抗凝固保存液としてCPD液があり，その成分の1つであるクエン酸ナトリウムは，血液凝固カスケードにおいて，カルシウムイオンをキレートすることで凝固を阻害する．症状として，口唇周囲のしびれやテタニー様症状が出現するが，重篤な場合には，低血圧・循環虚脱・心停止を引き起こす可能性がある．カルシウム製剤を輸注することで回復する．

クリオグロブリン （cryoglobulin）

　　クリオグロブリンは，試験管内において，0〜4℃に冷却すると白濁沈殿ないしゲル化して，37℃（平常体温）では溶解する異常免疫グロブリンである．原発性マクログロブリン血症において多量に産生されるIgMは，クリオグロブリンの性質を有している．クリオグロブリン血症の患者において，寒冷にさらされた場合に，クリオグロブリンが凝集して血流を阻害するために，手足のしびれや冷感などのレイノー現象を呈する．

クリオプレシピテート （cryoprecipitate）

　　クリオプレシピテート（寒冷沈降物）は，凍結保存されている新鮮凍結血漿を4℃で低温融解し，遠心分離して沈殿したものである．この分画の主成分は，フィブリノゲン，血液凝固第Ⅷ因子，ヴォン・ヴィレブランド因子，フィブロネクチンなどであるが，製剤中の成分は一定ではない．日本赤十字社血液センターから供給されない輸血用血液製剤であり，医療施設内で調製する必要がある．一般的に使用される輸血用血液製剤ではないが，産科出血などの危機的大量出血において，希釈性凝固障害に伴う低フィブリノゲン血症に対して使用される．

クロスマッチ: 交差適合試験を参照．

血液型システム （blood group system）

　　赤血球の血液型は，30種類の血液型抗原システムと327抗原

が同定されている（ISBT, 2010, Berlin）．血液型抗原は，赤血球の膜上に糖鎖抗原あるいはタンパク抗原として存在することから，赤血球系の血液型は，糖鎖抗原系血液型とタンパク抗原系血液型に大別される．ABO 血液型は糖鎖抗原系の，Rh 血液型はタンパク抗原系の代表的なものである．血液型システムの中で，ABO 血液型は最初に発見された血液型であるが，血清中に規則抗体が存在するという点において特異であり，臨床的に最も重要である．一方，Rh 血液型は ABO 血液型に次いで臨床的に重要な抗原系である．その他の血液型として，Lewis 血液型，Duffy 血液型，Kidd 血液型，Diego 血液型，Kell 血液型などが重要である．

血液型糖転移酵素（blood group glycosyltransferase）

血液型糖転移酵素は，糖鎖抗原系血液型における血液型抗原の生成に重要な酵素である．ABO 血液型を規定する赤血球の ABH 抗原は，ABO 血液型システムを担う *ABO* 遺伝子と Hh 血液型システムを担う *H（FUT1）* 遺伝子がコードする異なった糖転移酵素の一連の反応により生成される．

血液型不適合妊娠（blood group incompatible pregnancy）

母児間の血液型不適合妊娠は，母体にない胎児の赤血球抗原に対する抗体が，感作によって母体で産生されることに始まる．母体由来の IgG クラスの抗体は，経胎盤的に移行して胎児の赤血球抗原と結合し，抗原抗体反応を引き起こして胎児の赤血球を破壊し，溶血と黄疸などの胎児新生児溶血性疾患を引き起こす．ABO 血液型の不適合妊娠は，頻度としては比較的多いが軽症の場合がほとんどであり，Rh 血液型の不適合妊娠は重症となることが多い．

血液凝固因子製剤（blood clotting factor preparation）

血漿分画製剤の中で，ヒト血漿中に含まれる血液凝固因子を生化学的手法により分離・精製した血漿由来凝固因子製剤と，遺伝子組換え技術により純化・精製した遺伝子組換え型（リコンビナント）凝固因子製剤がある．血友病は，血液凝固第VIII因子（血友病 A）あるいは第IX因子（血友病 B）の遺伝的な欠損ないし活性

低下により出血傾向を呈する疾患であり，治療は欠乏している第Ⅷ因子あるいは第Ⅸ因子の補充が主体である．補充療法は，定期的投与に加え，出血時や運動前などに必要に応じて凝固因子濃縮製剤の静脈内投与を行う．

血液凝固系 (blood clotting system)

血液凝固系とは，血小板が主体の一次止血に引き続き，二次止血として，血液凝固因子の連続した酵素反応（血液凝固カスケード）が作動して反応が増幅されてトロンビンが生成され，最終的に可溶性フィブリノゲンから不溶性フィブリンが形成される一連の反応系をいう．さらに，血液凝固第ⅩⅢ因子がフィブリン分子を架橋化することにより，血小板からなる一次血栓の周囲を安定化フィブリンで覆うことで強固な二次血栓（フィブリン血栓）を形成する．その後，プラスミンを中心とした線溶系が働いて血栓を除去する機構が働く．

血液新法

血液新法は，既存法を改正して改正薬事法と安全な血液製剤の安定供給の確保等に関する法律の2つの法律が生じた．血液新法は，従来のガイドラインやマニュアル等とは異なり法的拘束力を有すること，血液事業に関して国の責任を明記したこと，さらに，国のみならず，地方自治体，採血事業者（日本赤十字社），製造業者等および医療関係者に対して，各関係者の責務が明確化されたことが画期的である．医療関係者の責務として，血液製剤の使用指針および輸血療法の実施に関する指針をもとに，適正使用の推進が明記された．従来，医師の裁量権で行われていた輸血療法においても，適正な輸血療法を遵守することが求められている．

血液製剤の使用指針 (Guidelines and Information for Using Blood Products)

血液製剤の使用指針（以下，指針）は，医療現場における輸血用血液製剤の適正使用を推進する目的で，厚生労働省医薬食品局血液対策課から出されている指針であり，平成29年3月31日付けで改定された．血液製剤の使用については，単なる使用者の

経験に基づいて行うものではないことなどが明文化されている．Ⅰ血液製剤の使用の在り方，Ⅱ赤血球液の適正使用，Ⅲ自己血輸血について，Ⅳ血小板濃厚液の適正使用，Ⅴ新鮮凍結血漿の適正使用，Ⅵアルブミン製剤の適正使用，Ⅶ新生児・小児に対する輸血療法の各章から構成されている．輸血療法を行う場合には，指針に沿って実践することが推奨される．

血管外溶血 （extravascular hemolysis）

赤血球の細胞膜が，赤血球抗原に対する抗体や物理的要因などによって傷害を受け，生理的寿命よりも早く破壊される現象を溶血と呼ぶ．血管外溶血とは，主に脾臓において溶血が起こるものであり，輸血副反応の中で溶血性副反応，特に遅延性溶血反応で認められる溶血である．不規則抗体を保有する患者に対して，当該の抗原を含む赤血球輸血を行ってしまった場合には（本来は不適合），IgG クラスの不規則抗体が不適合赤血球と結合し，IgG 抗体が付着した不適合赤血球は，脾臓などの網内系において破壊・処理される．

血管内溶血 （intravascular hemolysis）

血管内溶血とは，文字通り血管内で起こる溶血であり，輸血副反応の中で溶血性副反応，特に急性溶血反応において認められる．ABO 血液型不適合輸血は，主にヒューマンエラーによって発生する輸血副反応であり，規則抗体である IgM クラスの抗 A 抗体あるいは抗 B 抗体が不適合赤血球と結合し，さらに補体を活性化して血管内で赤血球が破壊される．赤血球膜が破壊されてヘモグロビンが大量に血漿中に放出されるが，ハプトグロビンによるヘモグロビン結合能を上回った場合には，ヘモグロビン尿が生じる．また，ハプトグロビンと結合できないヘモグロビンは，腎尿細管細胞に再吸収されて鉄がヘモジデリンに変化し，ヘモジデリン尿が生ずる．

血管迷走神経反応 （vaso-vagal reaction：VVR）

採血に伴う副作用・合併症の中で最も頻度が高く，貯血式自己血輸血における自己血採血において認められる．心理的な不安・緊張・ストレスなどを基盤とし，痛みや脱血に伴う神経生理学的

反応が引き金となり，副交感神経の活動増強による心拍数低下と末梢血管拡張により，徐脈や血圧低下などの症状が出現する．軽症の場合には，気分不快，顔面蒼白，欠伸（あくび），冷感，悪心などであるが，重篤な場合には意識喪失，痙攣，失禁などを呈し，時に心停止をきたす場合がある．発汗や顔面蒼白など初期症状が出現した時点で，採血を中止してトレンデレンブルグ体位をとらせることが重要である．

血漿交換療法（plasmapheresis）

体外循環を用いて血液成分の一部（血漿，血球）を採取して，除去あるいは置換することを治療的ヘムアフェレーシスという．ヘムアフェレーシスの目的は，(1) 有害物質の除去，(2) 有用物質の注入，(3) 生体の緩衝能・恒常性の回復，(4) 標的細胞の採取・除去・処理などである．ヘムアフェレーシスは，血漿成分を対象としたプラズマフェレーシスと血球成分を対象としたサイタフェレーシスに大別される．血漿交換療法は，成分採血により血漿中に存在する何らかの病因物質を除去し，新鮮凍結血漿あるいはアルブミン製剤などと置換する治療法をいう．

血小板（platelet）

血小板は，直径 $2 \sim 4\,\mu m$ の無核円盤状の細胞であり，一次止血において主要な役割を果たしている．血小板数が低下する血小板減少症だけではなく，血小板の機能異常によっても出血傾向を呈する．血小板は，骨髄巨核球の細胞質が断片化して形成され，2/3 は循環血液中に，1/3 は脾臓内に存在する．血小板自体に増殖能はなく，その寿命は $7 \sim 10$ 日で，循環血液中には $15 \sim 40$ 万 $/\mu L$ 存在している．主に脾臓と肝臓において処理される．

血小板機能異常症（platelet dysfunction）

血小板機能に障害を認める場合は，止血機構における一次止血の障害により出血傾向を呈する．血小板数は正常から軽度低下，出血時間は延長，凝固系検査は正常である．血小板機能異常症は，先天性血小板機能異常症と薬剤など後天性の原因によるものに分けられる．先天性血小板機能異常症において，血小板受容体（血小板膜糖タンパク）の異常，血小板顆粒・放出機構の異常がある．

先天性血小板機能異常症の中で，血小板無力症は最も頻度が高い．また，様々な薬剤により血小板機能が障害される．起因薬剤として，抗血小板薬，抗血栓薬，抗生物質などがある．アスピリンは抗血小板薬の中で最も代表的な薬剤である．

血小板減少症 （thrombocytopenia）

　一般的に，血小板減少症は，血小板数が10万/μL以下に減少した場合をいうが，臨床症状として出血傾向を呈するのは5万/μL以下に減少した場合である．血小板減少症による出血症状は，鼻や口腔内などの粘膜および皮膚表層の出血が主体で，点状出血や紫斑などを認める．また，歯肉出血や月経過多などの頻度が高いが，時に消化管出血や血尿なども認められる．種々の病態により血小板減少症が引き起こされるが，原因別に大別すると，血小板の産生低下，血小板の破壊・消費の亢進，血小板の分布異常が主なものである．

血小板製剤 （platelet preparation）

　現行の血小板製剤である濃厚血小板–LR「日赤」は，血漿に浮遊した血小板で，血液成分採血により白血球の大部分を除去して採取した黄色ないし黄褐色の液剤である．現在，成分採血由来の製剤のみが供給され，放射線照射済み製剤がある．血小板製剤は，血小板数を単位数で表す．一般的に，10単位製剤（約200 mL，$2.0 \times 10^{11} \leqq$）が多用される．製剤中の白血球数は1バッグあたり1×10^6個以下である．調製された血小板濃厚液は，輸血するまで室温（20～24℃）で水平振盪しながら保存し，有効期間は採血後4日間である．

血小板輸血 （platelet transfusion）

　血小板輸血は，血小板の数的減少（血小板減少症）あるいは機能異常による重篤な出血，あるいは出血が予想される病態に対して，血小板成分を補充することにより止血を図り，出血を防止する目的で行われる．活動性出血に対する治療的投与と，急速な血小板減少による重篤な出血を防止するための予防的投与がある．出血傾向が出現するのは，一般的に，血小板数が5万/μL以下になった場合である．血小板数に応じて血小板輸血を考慮するが，

検査値だけではなく，出血傾向を示す臨床所見も参考にすべきである．

血小板輸血不応状態 (platelet transfusion refractoriness)

血小板輸血不応状態とは，期待通りの輸血後血小板数の増加が，繰り返し得られない状態をいう．輸血後1時間あるいは翌日の血小板数が，各々の期待通りの30%以下あるいは20%以下が2回以上続いた状態と定義される．血小板輸血不応状態の原因は，免疫学的機序と非免疫学的機序に大別される．免疫学的機序による原因のほとんどは，同種抗体産生（抗HLA抗体など）によるものが多く，非免疫学的機序によるものでは，発熱，感染症，脾腫，DIC，出血などがある．対処法として，HLA適合血小板製剤を使用することになる．

血漿分画製剤 (plasma preparation)

血漿分画製剤は，血漿の約7%を占める血漿タンパク質の中で，特に治療上有用であり，その役割を他に代替できない成分を分画・精製し，製剤として製品化したものである．アルブミン製剤，免疫グロブリン製剤，血液凝固因子製剤，アンチトロンビン製剤などがある．新鮮凍結血漿と比較して，必要な成分のみ十分に投与できること，およびウイルスの不活化処理が行われており，感染症伝播のリスクがほとんどないことから，より安全で効果的な製剤といえる．血漿分画製剤は，特定生物由来製品として位置づけられ，使用にあたってはインフォームド・コンセントを取得し，使用記録の20年間保存が義務づけられている．

献血者 (blood donor)

血液法に基づき，採血事業者である日本赤十字社血液センターは，計画に従った献血の受け入れと採血を実施している．献血者（供血者）から採血した血液を原料として，輸血用血液製剤が製造されることから，受血者（患者）への感染症伝播のリスクを排除する観点で採血の可否を判断する．また，献血者保護の立場から，献血方法別の採血基準があり，この基準に合致した献血希望者からのみ採血を行っている．採血は，医師の指示により，十分に教育訓練された採血担当者が，滅菌された閉鎖回路システムの

器具を用いて無菌的な手順で実施する．採血は，200 mL あるいは 400 mL の全血採血と，成分採血装置を用いた血液アフェレーシスによる成分採血があり，それぞれで採血基準は異なる．

好塩基球 (basophil)

好塩基球は，顆粒球の 1 つであり，直径 12〜16 μm で，核は淡染し分葉は不規則であり，顆粒が充満し核は見えにくい．弱塩基性の細胞質内に大型の好塩基性顆粒が多数存在する．健常人の末梢血中には 0.5〜1％と少ない．IgE が結合した好塩基球に抗原（アレルゲン）が曝露すると，ヒスタミンを放出して即時型アレルギーによるアナフィラキシー反応や，蕁麻疹などを引き起こす．即時型アレルギーの症状は，抗原曝露後 30 分以内に生じる．

高ガンマグロブリン血症 (hypergammaglobulinemia)

高ガンマグロブリン血症は，血清タンパクを電気泳動にかけた場合に，γ 分画のグロブリンが増加していることをいう．γ 分画にシャープなピーク（M peak）を認める場合には単クローン性高ガンマグロブリン血症が疑われ，基礎疾患として，多発性骨髄腫（Bence Jones 型を除く）や原発性マクログロブリン血症が考えられる．一方，γ 分画がシャープではない（幅広の）増加を認める場合には，多クローン性高ガンマグロブリン血症が疑われ，基礎疾患として，膠原病やキャッスルマン病などが考えられる．高ガンマグロブリン血症が存在すると，ABO 血液型検査のウラ試験において，血液型に関係なく非特異的な凝集反応が認められ，オモテ試験とウラ試験の不一致を呈する．

交換輸血 (exchange transfusion)

交換輸血は，主に新生児に対して，血中有害物質の除去を目的として，動脈から瀉血（しゃけつ）を，静脈から輸血を，同時あるいは交互に行う緊急的な輸血方法である．新生児溶血性疾患，新生児の重症高ビリルビン血症，敗血症，先天性代謝異常症による高アンモニア血症などで行われる．使用される輸血用血液製剤は，主に合成血である．合成血は，文字通り O 型赤血球と AB 血漿を合成した赤血球製剤であり，A 型抗原，B 型抗原，抗 A 抗体，抗 B 抗体をすべて含まない輸血用血液製剤である．通常，

180 mL/kg（循環血液量の約 2 倍）の交換血液量を，100 mL/kg/hr の輸注速度で，約 2~3 時間かけて行うと，90% の赤血球が置換され，ビリルビン値は約 50% 低下するとされている．

交差適合試験 (serologic crossmatch)

交差適合試験（クロスマッチ）は，輸血を行うために必要な患者と供血者間の適合性をみる最終的な検査である．したがって，交差適合試験において凝集が認められないことが“適合”である．患者の血清と供血者の血球を組み合わせる主試験と，患者の血球と供血者の血清を組み合わせる副試験がある（55 頁参照）．主試験において凝集（あるいは溶血）が認められる場合，患者血清中に何らかの赤血球に対する抗体が存在することを意味するので，原則として，輸血を行ってはならない．主試験が陽性となる ABO 血液型の組み合わせをメジャーミスマッチ，副試験が陽性となる ABO 血液型の組み合わせをマイナーミスマッチという．

好酸球 (eosinophil)

好酸球は，顆粒球の 1 つであり，直径 13~20 μm で，May-Giemsa 染色でオレンジ色あるいは赤色に染まる顆粒が細胞質全体に分布している．末梢血白血球の約 3% を占める．好酸球は，好中球と比較して貪食能・殺菌能は低いが，寄生虫に対する防御機能をもち，気管支喘息やアレルギー性鼻炎などのアレルギー反応にも関与する．好酸球がもつ顆粒として，細胞傷害性作用がある主要塩基性タンパク（MBP）が約半数を占め，他に寄生虫の防御に関与する好酸球性ペルオキシダーゼなどが存在する．

膠質浸透圧 (colloid osmotic pressure)

膠質浸透圧は，血管内に水を保持する力をさし，細胞膜内外で生じる通常の浸透圧とは区別される．膠質浸透圧は，血中のアルブミンにより維持されており，アルブミン 1 g は約 20 mL の水を保持する．低アルブミン血症では，膠質浸透圧が低下するために，水が間質へ移行し，全身性浮腫や血管内脱水を呈する．血漿分画製剤の中でアルブミン製剤は，急性の低タンパク血症に基づく病態，および慢性の低タンパク血症において，他の治療法では管理が困難な病態を一時的に改善させる目的で使用される．等張

JCOPY 498-01928

アルブミン製剤は，主に出血性ショックや重症熱傷等において循環血漿量を補充する目的で使用され，高張アルブミン製剤は，主に低タンパク血症に伴う腹水や胸水の治療に対して使用される．

合成血製剤 （reconstituted whole blood preparation）

合成血とは，ヒト血液 200 mL あるいは 400 mL から白血球および血漿の大部分を除去し，洗浄した O 型の赤血球層に，白血球の大部分を除去した AB 型のヒト血漿を約 60 mL あるいは約 120 mL 加えた濃赤色の液剤である．合成血は，文字通り O 型赤血球と AB 血漿を合成した赤血球製剤であり，A 型抗原，B 型抗原，抗 A 抗体，抗 B 抗体をすべて含まない輸血用血液製剤である．適応として，ABO 血液型不適合による新生児溶血性疾患において，交換輸血の際に使用される．

好中球 （neutrophil）

好中球は，顆粒球の 1 つであり，直径 10～14 μm で，May-Giemsa 染色でピンク（好中性）に染まる顆粒を有し，核は未熟で 1 核（分葉なし）の桿状核好中球と核は成熟して細いくびれ（分葉）がある分葉核好中球がある．好中球は，末梢血白血球の 50～60％を占める．好中球は，細菌感染において主要な役割を果たす血球であり，その絶対数が減少する好中球減少症は，細菌感染症に罹患するリスクを増大させる．

好中球減少症 （neutropenia）

好中球は，末梢血白血球の中で最も多く占める血球であり（40～60％），細菌感染に対する生体防御機構において中心的役割を果たしている．その絶対数が減少する好中球減少症は，細菌感染症に罹患するリスクを増大させる．好中球数 500/μL 以下が持続すると易感染性が増大し，真菌感染など日和見感染症を併発しやすくなる．好中球減少症は，種々の血液疾患で認められるが，がん化学療法後の骨髄抑制によっても出現する．遺伝子組換え型の顆粒球コロニー刺激因子（G-CSF）は，種々の血液疾患に伴う好中球減少症およびがん化学療法後の骨髄抑制による好中球減少症に対して，好中球を増加させる目的で投与される医薬品である．

抗 D 免疫グロブリン製剤 (anti-D immune globulin preparation)

抗 D 免疫グロブリン製剤は, 血漿分画製剤の中で特殊免疫グロブリン製剤に相当し, 抗 D ヒト免疫グロブリンを濃縮・精製した製剤である. RhD 陰性で抗 D 抗体を保有していない女性に対して, Rh 血液型の D 抗原による感作を抑制する目的で投与する. 適応として, 分娩後, 妊娠 28 週前後, 流産後, 人工妊娠中絶後, 異所性妊娠後などである. 新生児溶血性疾患の中で Rh 血液型不適合妊娠は, 重症となることが多い. ちなみに, 日本人における RhD 陰性の頻度は約 0.5％である. 既に感作されている場合には, 抗 D 免疫グロブリンの投与は無効である.

後天性免疫不全症候群 (acquired immunodeficiency syndrome: AIDS)

AIDS は, ヒト免疫不全ウイルス (HIV) の感染により, HIV の主な標的細胞である CD4 陽性 T リンパ球が減少し, 細胞性免疫機構に破綻をきたして高度の免疫不全状態に陥り, 日和見感染症や悪性腫瘍を発生する病態である. HIV 感染の自然経過は, 感染初期 (急性期), 無症候期, エイズ発症期に分けられる. 数年〜10 年程度の無症候期を過ぎると, CD4 陽性リンパ球が徐々に減少し, 発熱, 倦怠感, リンパ節腫脹などが出現し, 帯状疱疹などを発症しやすくなる. エイズ発症期において, CD4 陽性リンパ球数が 200/μL 以下になるとカリニ肺炎などの日和見感染症を発症しやすくなり, さらに 50/μL 以下になるとサイトメガロウイルス感染症や非定型抗酸菌症, 中枢神経系の悪性リンパ腫などの悪性腫瘍を発症する.

合同輸血療法委員会 (joint transfusion committee)

輸血療法委員会は医療機関単位の組織であるが, 合同輸血療法委員会は, 都道府県単位で組織される委員会である. 医療機関によって輸血管理体制や安全対策が様々であることが予想されることから, 日本全体の輸血医療の適正化を進め, 輸血の安全性を担保するためには, 都道府県内の各医療機関における輸血の実施状況を比較検討し, 輸血用血液製剤の適正使用や安全対策の向上を目的とした体制が必要である.

骨髄移植 （bone marrow transplantation： BMT）

BMT は，造血幹細胞移植の中で，骨髄由来の造血幹細胞を用いる場合をいう．患者自身の骨髄を用いる自家 BMT と，他人からの骨髄を移植する同種 BMT に分けられる．同種移植において，一卵性双生児間の場合は同系移植，骨髄提供者が同胞などの場合は血縁者間移植，骨髄バンクなどを経由する場合は非血縁者間移植という．造血幹細胞移植に共通する条件として，患者の HLA と一致するドナーが存在すること，および白血病など造血器腫瘍の場合には完全寛解を維持していることなどが必要である．BMT における幹細胞の採取は，手術室にて全身麻酔下でドナーから骨髄血を採取するが，目標細胞数は 3×10^8 個 /kg（患者体重）である．

コンピュータクロスマッチ （computer crossmatch）

コンピュータクロスマッチは，血清学的な（通常の）交差適合試験の代わりに，あらかじめ輸血管理システムに登録された血液型や不規則抗体などの患者情報と，輸血用血液製剤の情報をコンピュータ内で照合し，血液製剤を迅速に出庫するシステムである．コンピュータクロスマッチを行う要件として，患者において，ABO 血液型が確定していること，Rh 血液型が RhD 陽性であること，不規則抗体スクリーニング検査において不規則抗体が陰性であることの条件を満たす必要がある．

採血基準 （blood collecting criteria）

安全な血液製剤の安定供給の確保等に関する法律（血液法）に基づき，日本赤十字社血液センターは，計画に従った献血の受け入れと採血を実施している．献血者から採血した血液を原料として，輸血用血液製剤が製造されることから，受血者（患者）への感染症伝播のリスクを排除する観点で採血の可否を判断する．また，献血者保護の立場から，献血方法別の採血基準を定めており，この基準に合致した献血希望者から採血を行う．採血基準として，採血の種類（200 mL あるいは 400 mL 全血採血，血漿あるいは血小板成分採血），1 回採血量，年齢，体重，最高血圧，血色素量，血小板数（血小板成分採血のみ），採血間隔，年間総採血量（全血採血のみ），年間採血回数，共通事項からなる．

臍帯血移植（cord blood transplantation）

　臍帯血移植は，造血幹細胞移植の中で，臍帯血由来の造血幹細胞を用いる場合をいう．骨髄移植と同様に，臍帯血提供者が同胞の場合は血縁者間移植，臍帯血バンクを経由する場合は非血縁者間移植がある．臍帯血は免疫学的に寛容であり，移植においてHLAの厳密な一致を必要としない利点がある．しかし，移植される有核細胞数やCD34陽性細胞数は，骨髄や末梢血幹細胞移植と比較して1/10程度と少ないため，造血回復の遷延や生着不全の頻度が高く，早期の移植関連死亡率が高いという欠点がある．

最大手術血液準備量（maximum surgical blood order schedule: MSBOS）

　手術用準備血に対する輸血準備法の1つであり，輸血を行う可能性が高い手術において，"交差適合試験済み手術用準備血"の準備量を予測出血量の1.5倍以下とすることで，準備量の上限を設定することに主眼をおいた方法である．合併症のない定型的な待機的手術症例を対象として，術式別の平均的な輸血量（T）と準備血液量（C）をあらかじめ調査しておき，両者の比（C/T）が1.5倍以下になるような血液量を算出し，交差適合試験を行って準備する方法である．しかし，術式別の平均的な輸血量から算出するもので，患者の術前の貧血レベルなど個別の状況が考慮されないという問題点がある．

サイトメガロウイルス（cytomegalovirus: CMV）

　CMVは，ヒトを固有宿主とする二本鎖DNAウイルスであり，幼小児期に唾液や尿を介して水平感染し，ほとんどが不顕性感染のかたちで，生涯その宿主に潜伏感染する．CMV感染症は，健常人が発症することは稀であるが，CMV抗体陰性の免疫不全患者への輸血用血液製剤を介したCMV感染症は，間質性肺炎を含め重症化することがある．献血者由来のリンパ球，顆粒球，単球・マクロファージなどに潜伏感染したCMVが，輸血により患者へ移行し，患者体内でウイルスが活性化して感染が成立する．造血幹細胞移植において，ドナーおよびレシピエント双方がCMV抗体陰性の場合には，輸血に際してもCMV抗体陰性の献血者由来の輸血用血液製剤を選択して使用することが重要である．

細胞傷害性 T 細胞 （cytotoxic T lymphocyte：CTL）

　CTL は，リンパ球の T 細胞の中で CD3$^+$CD8$^+$T 細胞群であり，宿主にとって異物となるウイルス感染細胞や腫瘍細胞などを認識し破壊する細胞である．かつて，キラー T 細胞と呼ばれたが，現在は CTL が一般的である．抗原ペプチドを認識した CTL は，細胞傷害性顆粒に存在するパーフォリンやグランザイムなどを放出して，標的細胞を攻撃する．CTL による標的細胞の排除には一定の時間が必要であり，迅速に細胞傷害活性を発揮する NK 細胞との役割分担は，生体防御機構において重要である．

ジカウイルス （Zika virus）

　ジカウイルスは，デングウイルスと同じフラビウイルス科のウイルスである．ヤブカ属の蚊（ネッタイシマカなど）によって媒介されるウイルスで，感染するとデング熱に類似した症状を呈する（ジカ熱）．日本に生息するヒトスジシマカも媒介可能である．2016 年，米疾病対策センター（CDC）は妊婦のジカウイルス感染が胎児の小頭症や脳障害の原因になっていると正式に結論づけた．健常人が死に至ることは稀であるとされているが，免疫不全状態にある患者では注意が必要である．感染経路として，ヤブカ属の蚊，性行為，母子感染だけではなく，輸血による感染（血液由来の伝播）が報告されており，献血における安全性を担保する必要がある．

止血機構 （hemostatic mechanism）

　正常な場合には，血液は血管内では凝固せずに循環し，血管外では凝固する．この制御機構が破綻すると，血管内において凝固し（血栓症），血管外では凝固しない（凝固異常症）という病態が出現する．生体内において出血が起きた場合には，血管を反応の場として，血小板と血液凝固因子が協同して止血を行っている．止血機構は，血小板が関与する一次止血と血液凝固因子が関与する二次止血に分けられる．血小板と凝固線溶系は，複雑な仕組みにより止血機構を担っているが，その均衡が崩れた場合には，出血傾向としての症状が引き起こされる．

自己血輸血 (autologous blood transfusion)

　自己血輸血は，同種血輸血に伴う副反応・合併症の回避や稀な血液型の血液確保などを目的として，患者自身の血液（血球，血漿）を輸血する輸血療法である．自己血輸血には（術前）貯血式自己血輸血，（術中）回収式自己血輸血，（術前）希釈式自己血輸血がある．貯血式自己血輸血は，最も一般的に行われる自己血輸血であり，循環血液量の 15％以上の出血が予測され，手術までに貯血の時間的余裕がある待機的手術において，1 週間以上の間隔をおいて 1 回に循環血液量の 10％あるいは 400 mL を上限としての貯血を行い，周術期に輸血する方法である．

自然抗体 (natural antibody)

　自然抗体は，外来からの抗原刺激のない条件においても産生される抗体をいう．ABO 血液型における規則抗体（抗 A 抗体，抗 B 抗体）が代表的なものであり，IgM が主体である．自然抗体は，細胞表面に CD5 を発現する B-1 細胞により産生され，獲得免疫における特異性の高い抗体（主に lgG 抗体）を産生する B 細胞集団とは異なる．B-1 細胞は自己再生し，T 細胞の補助なしに自然抗体を産生する．lgM 自然抗体は補体活性化能が高く，補体系を介した食細胞による異物の貪食・除去を促進する．一般的に，Rh 血液型を含む不規則抗体は，輸血や妊娠など免疫刺激により産生されるが，輸血歴のない男性に抗 D 抗体が検出されるなど稀な事例も報告されている．

瀉血 (phlebotomy)

　瀉血（しゃけつ）は，ヒトの血液を体外に排出することで症状の改善を期待する治療法である．古来，病を治すために悪い血を捨て去る瀉血（放血）は，ほとんどの病気で行われていた．一般的に，瀉血は無意味な治療法であるが，真性赤血球増加症では基本的な治療であり，ヘマトクリット値 45％を目安に行われる．具体的には，貯血式自己血輸血で使用される自己血採血バッグに，1 回 400 mL を上限として正中静脈から採血し，採血した血液は輸血部門などで廃棄する．

宗教的輸血拒否 (decline blood transfusion for religious reasons)

　宗教の自由は基本的人権に含まれるが，宗教によっては輸血拒否を教義に含むものがある（エホバの証人）．最高裁の判例により，信条による輸血拒否が認められ，成人患者が輸血を拒否する場合には，生命に危険が及ぶような状況においても，強制的に輸血を行うことはできない．日本輸血・細胞治療学会の"宗教的輸血拒否に関するガイドライン"では，輸血を必要とする可能性がある患者について，18歳以上，15歳以上18歳未満，15歳未満の場合に分け，医療に関する判断能力と親権者の態度に応じた対応をとることを推奨している．詳細は，ガイドラインを参照していただきたい．

周術期輸血 (perioperative blood transfusion)

　周術期輸血とは，文字通り周術期に行う輸血をさす．周術期とは，手術中だけではなく，手術前後の期間を含めた一連の期間をいう．手術予定が決まってから手術室へ入るまでの術前，麻酔が導入され手術が終了するまでの術中，手術室の退室から退院までの術後と3つのステップがある．術前は，必ずしも輸血療法の対象とはならない．手術中の輸血は，循環血液量に対する出血量の割合から成分輸血を行う．手術後に，明らかな活動性出血がなく全身状態に異常を認めなければ，赤血球製剤，新鮮凍結血漿，アルブミン製剤などを投与する必要はない．

主試験 (major crossmatch)

　主試験とは，交差適合試験の一部であり，患者血清と供血者（献血者）の血球との組み合わせである．主試験は，間接抗グロブリン試験など37℃で反応する（臨床的に意義のある）抗体を検出できる方法が推奨される．主試験において凝集（あるいは溶血）が認められる場合，患者血清中に何らかの赤血球に対する抗体が存在することを意味するので，原則として，輸血を行ってはならない．主試験は，患者と供血者間の適合性をみる検査において，必要不可欠な検査法である．主試験が陽性となるABO血液型の組み合わせをメジャーミスマッチという．

手術血液準備量計算法 (surgical blood order equation: SBOE)

手術用準備血に対する輸血準備法の１つであり，タイプ＆スクリーン（T&S）を前提としたより無駄の少ない方法である．患者の術前ヘモグロビン値（A），患者が許容できる輸血開始ヘモグロビン値（B），術式別の平均的な出血量（C）の３つの数値から，患者固有の血液準備量を算出する．まず，A−Bの値から患者が許容しうる血液喪失量（出血予備量，D）を求める．次に，CとDとの差を求め，それを血液準備量として単位数に換算し（200 mLを１単位とする），C＞Dの場合には算定された単位数を四捨五入して整数単位数の“交差適合試験済み手術用準備血”を準備する．C＜Dの場合には，T&Sの対象として，手術用準備血を用意する方法である．

手術用準備血 (blood product for operation)

手術用準備血とは，輸血用血液製剤の依頼（申込み）に際して，手術において使用する輸血用血液製剤を準備する場合の依頼方式である．準備血以外の申込みとは異なり，準備しても実際には使用しない可能性がある単位数を含んでいる．手術用準備血に対する輸血準備法として，タイプ＆スクリーン（T&S），最大手術血液準備量（MSBOS），手術血液準備量計算法（SBOE）がある．一定の出血量が予想される手術において，どの程度多めに準備しておくのか，赤血球製剤であればどの程度交差適合試験を済ませて準備しておくのか，外科系診療科単独ではなく，輸血部門が中心となって検討し，輸血療法委員会などで導入を決定すべき事項である．

出血傾向 (bleeding tendency)

出血傾向とは，何らかの原因で止血機構が破綻し，出血が抑制できない状態をいう．止血機構において，血管内皮細胞，血小板，血液凝固因子，線溶系因子が関与し，この４因子自体，あるいはその相互作用の破綻により出血傾向をきたす．正常な止血機構において，血栓形成作用（血小板，血液凝固因子など）と抗血栓形成作用（線溶系因子など）が均衡を保っているが，このバランスが崩れると出血傾向が出現する．紫斑とは，血管から赤血球が表皮あるいは皮下組織へ流出したものであり，圧迫により消退し

ない．出血傾向は，止血機構に異常をきたす疾患だけではなく，種々の薬剤やウイルス性出血熱によっても引き起こされる．

主要組織適合抗原 (human leukocyte antigen: HLA)：HLA を参照．

循環血液量 (circulating blood volume)

　　循環血液量は，生体内を循環している血液量をさし，循環赤血球量と循環血漿量の和である．一般的に，循環血液量は以下の式で計算される：循環血液量 (mL)＝体重 (kg)×70 mL/kg.

食細胞 (phagocytes)

　　食細胞は，生体内において組織間隙を遊走し食作用を示す細胞の総称であり，貪食細胞ともいわれる．細胞性免疫を担う免疫担当細胞の中で，異物を細胞内へ取り込み破壊する細胞をいう．ヒトにおいて，好中球，単球・マクロファージ，樹状細胞（ランゲルハンス細胞）が該当する．好中球は，細菌など病原体の感染において，生体防御機構として最初に応答する細胞である．単球は，末梢血から血管外へ遊出し，組織においてマクロファージに分化する．プロフェッショナルな抗原提示細胞であるマクロファージや樹状細胞は，食作用に引き続く消化プロセスの結果得られた抗原を，主要組織適合抗原分子に結合させて細胞表面へ提示し，ヘルパー T 細胞を活性化して免疫反応を起こす．

初流血除去 (sampling the initial flow blood)

　　献血者から採血する際に，採血バッグの針を刺した直後に流出する血液（初流血）には，消毒が困難な皮膚毛嚢に存在する細菌や切り取られた小皮膚片がバッグ内に混入する恐れがある．初流血除去とは，輸血後細菌感染症を防止する目的で，採血時に初流血として約 25 mL を別のバッグに採血し，その後に本バッグに採血する方法をいう．初流血除去により，細菌の混入を完全に防止することはできないが，細菌の混入数を少なくすることで，有効期間内に，細菌が増殖し臨床症状を引き起こす菌量にまで達する可能性を減らすことが可能である．血小板製剤は 20～24℃で保存するため，初流血除去を行う意義は大きい．

新生児溶血性疾患 (hemolytic disease of the newborn: HDN)

　HDN は，新生児において，赤血球の溶血により貧血と黄疸が生じる病態である．溶血の原因として，母児間の血液型不適合妊娠が多い．HDN の原因の約 2/3 を ABO 血液型不適合妊娠が占め，軽症の場合がほとんどである．母体が O 型で母児間に ABO 不適合の組合せが存在する場合，自然抗体として母体に産生された IgG クラスの抗 A 抗体あるいは抗 B 抗体が，経胎盤的に胎児へ移行して胎児の赤血球を溶血させる．一方，Rh 血液型不適合妊娠では重症となることが多く，妊娠回数が増えるほど，重症度および発症のリスクは高くなる．超音波検査で胎児のうちに評価・診断できるようになり，胎児新生児溶血性疾患とも言われている．

新鮮血輸血 (fresh blood transfusion)

　新鮮血とは，採血後 24 時間以内の新鮮全血をさし，日本赤十字社血液センターから供給される輸血用血液製剤ではない．保存血と対極の血液製剤の意味で，全血輸血が日常的に行われていた時代の生血と同義と解釈される．現在，ほとんど行われることはない．出血が止まらない手術において，新しい血液ほど止血効果があると信じている外科医が，病院に供血者を呼び，院内採血で調製した血液製剤の輸血を行っていた時代があった．過去の遺物と考えられるが，現在でも信じている外科医が存在するようである．

新鮮凍結血漿 (fresh frozen plasma: FFP)

　FFP は，血漿因子の欠乏による病態の改善を目的として使用される輸血用血液製剤である．特に，血液凝固因子を補充することにより，出血の予防や止血の促進効果を主な目的とする．FFP には，全血採血由来と成分採血由来の製剤があり，$-20℃$ 以下で凍結保存した場合，厳密な有効期限は，採血 6 カ月後以降の 6 カ月間である．含有成分は，血液保存液により希釈されているため，単位容積あたりの凝固因子の濃度は，正常血漿と比較して約 $10〜15\%$ 低下している．血漿分画製剤とは異なり，ウイルスの不活化処理は行っていないので，輸血感染症のリスクが存在する．

投与前に凝固系検査（PT，APTT，フィブリノゲン値）を行って，エビデンス（検査値）を基に投与を行う．

成人 T 細胞白血病 / リンパ腫 (adult T cell leukemia/lymphoma: ATLL)

ATLL は，ヒト T リンパ向性ウイルス I 型（HTLV-I）の感染によって引き起こされる末梢性 T 細胞腫瘍である．九州・沖縄に多発するが，全国各地において散発的に認められる．HTLV-I のキャリアにおいて，ATLL の生涯発症率は 3～5％とされている．病型として急性型，慢性型，くすぶり型，リンパ腫型の 4 つがあり，他に急性転化の病態がある．白血化した患者の末梢血液中には，核の切れ込みの強い ATL 細胞が認められる．HTLV-I の感染ルートとして，母乳中のリンパ球を介する母子感染，夫婦間感染，輸血である．献血者の予備検査において，HTLV-I 抗体検査が実施されている．

生物由来製品感染等被害救済制度

ヒトの細胞組織等に由来する医薬品・医療機器等である生物由来製品において，最新の科学的知見に基づく安全対策を講じたとしても，感染症を伝播するリスクを完全には否定できない．本制度は，生物由来製品を介した感染症等による健康被害について，民事責任とは切り離し，製造業者等の社会的責任に基づく共同事業として，迅速かつ簡便な救済給付を行うものである．すべての生物由来製品の製造業者等からの拠出金により，今後発生するかもしれない感染等の健康被害の救済給付を行う一種の保険システムである．救済の対象として，適正な目的で適正に使用された（指針を遵守した）にもかかわらず発生した感染等の健康被害である．

成分採血 (apheresis)

成分採血（血液アフェレーシス）とは，成分採血装置を用いてドナーから全血を採取し，遠心法などで各成分に分離した後，目的とする成分を採取して，残りの血液成分をドナーへ返血する方法である．日本赤十字社血液センターにおいて，献血者から採血する場合は，血漿成分採血と血小板成分採血がある．また，医療

施設において，院内採血として成分採血を行う場合がある．成分採血装置は，遠心法として間欠式（片腕-単針法）が一般的である．アフェレーシスはリスクを伴う侵襲的手段であり，施行中はバイタルサインや心電図などの適切なモニターを行い，クエン酸中毒の出現にも注意を払う必要がある．また，終了後には異常な血小板減少がないことを確認することも重要である．

成分輸血（blood component transfusion）

成分輸血は，必要な血液成分（血球，血漿）のみを輸血する輸血療法であり，全血輸血と比較して，必要な血液成分を十分に投与することが可能である．輸血用血液製剤として，赤血球製剤，血小板製剤，新鮮凍結血漿は日本赤十字社血液センターから供給され，種々の血漿分画製剤は製造業者から購入することが可能である．また，日本赤十字社血液センターから供給されない輸血用血液製剤として，自己血輸血における自己血製剤，顆粒球輸血における顆粒球製剤などがある．輸血療法はリスクを伴う治療法であり，余分な成分はできるだけ投与しないことが基本である．

赤芽球（erythroblast）

赤芽球は，末梢血中の成熟赤血球の未熟な分化段階の細胞である．形態学的に観察可能な最も幼若な赤芽球系細胞は前赤芽球であり，骨髄において，前赤芽球→好塩基性赤芽球→多染性赤芽球→正染性赤芽球の順に分化・成熟し，脱核した後に網赤血球として末梢血中に出現し，1～2日後に成熟赤血球になる．健常人において，末梢血中に赤芽球が出現することはないが，白赤芽球症において，骨髄芽球など幼若白血球と赤芽球の両者が末梢血中に出現する．

赤血球（erythrocyte）

赤血球は，直径7～8μmの円形で，両面の中央がくぼんだ円盤状の血球であり，核をもたない．赤芽球系分化において，エリスロポエチンの作用により，骨髄の赤芽球系前駆細胞から各成熟段階の赤芽球を経て，網赤血球として末梢血中に出現し成熟赤血球になる．赤血球の主な役割は酸素運搬であり，ヘモグロビンが担っている．流血中の赤血球寿命は約120日であり，老化した

赤血球は変形能が低下し，寿命が尽きると脾臓や肝臓などの網内系にトラップされ，マクロファージにより貪食・処理される．

赤血球製剤 (red blood cell preparation)

　現行の赤血球製剤として赤血球液 -LR「日赤」，洗浄赤血球液 -LR「日赤」，解凍赤血球液 -LR「日赤」，合成血液 -LR「日赤」があり，各々について放射線照射済み製剤がある．放射線照射済みの赤血球製剤は，未照射製剤と比較して，保存に伴い上清中のカリウムイオン濃度が増加するので，腎障害患者，急速大量輸血患者，新生児などでは注意が必要である．繁用される赤血球濃厚液 -LR「日赤」は，容量として 400 mL 全血由来の約 280 mL（2 単位）と 200 mL 全血由来の約 140 mL（1 単位）の 2 種類があり，赤血球保存液として MAP 液が添加されている．保存前白血球除去 (LR) が実施されており，製剤中の白血球数は 1 バッグあたり 1×10^6 個以下，2〜6℃で保存し，有効期間は採血後 21 日間である．

赤血球輸血 (red blood cell transfusion)

　赤血球輸血の目的は，急性および慢性の貧血において，貧血の急速な補正を必要とする病態に対して，末梢循環系へ十分な酸素を供給することにある．内科的適応（出血以外の慢性貧血）として，一般的に Hb 値 7 g/dL を目安に輸血を行うが，基礎疾患として，虚血性心疾患や心不全を有する患者の場合には，Hb 値 10 g/dL 程度を目安に赤血球輸血を行う．外科的適応（急性貧血）として，全身状態が良好な患者の場合には，循環血液量（70 mL/kg）に対する出血量の割合に応じて成分輸血を行う．赤血球輸血を行う場合，患者の血液型（ABO 血液型，RhD 血液型）を検査するだけではなく，不規則抗体スクリーニング検査を行って，患者血清中に不規則抗体が存在するか否かを確認する必要がある．

全血算 (全血球算定，complete blood count: CBC)

　全血算とは，末梢血 1 μL 中に含まれる白血球数（/μL），赤血球数（万 /μL），血小板数（万 /μL）を測定することをいう．血球数以外に，赤血球に関連したヘモグロビン（Hb）濃度（g/dL），ヘマトクリット値（Ht，%），赤血球恒数の算定も含まれ

る．赤血球恒数は，赤血球数・Hb 濃度・Ht 値の検査データから，平均赤血球容積（赤血球の平均的な大きさ，MCV），平均赤血球 Hb 量（赤血球 1 個あたりの平均 Hb 量，MCH），平均赤血球 Hb 濃度（赤血球中の平均 Hb 濃度，MCHC）を算出するものである．検査項目としてはオプションであるが，白血球分画（％）や網赤血球数（％）を含めることがある．

全血輸血 (whole blood transfusion)

現代の輸血療法は，成分輸血が主体であり，必要な成分のみを効率よく輸血するのが基本である．成分輸血が導入される以前は，もっぱら全血輸血が行われていた．現在，日本赤十字社血液センターから供給される全血製剤は，赤血球製剤全体の 0.002％程度である．一般的に，全血製剤が使用される場合は自己血輸血であり，最も一般的な冷蔵保存による貯血式自己血輸血において，400 mL の全血製剤として輸血されることが多い．

洗浄血小板製剤 (washed platelet preparation)

洗浄血小板製剤は，血小板製剤の 1 つであり，洗浄赤血球製剤と同様に，血漿成分などによる副反応を回避する場合に使用する．患者が何らかの血漿成分に対するアレルギー反応をもっており，過去の輸血において重篤なアレルギー性副反応が生じた場合には，血漿を除いた血小板製剤を使用する必要がある．従来，医療施設内の輸血部門において洗浄血小板製剤を調製していたが，現在，日本赤十字社血液センターから供給されている．注意すべき点として，発注後に入手できるのは，通常の血小板製剤よりも 1 日遅いため，有効期間は製造後 48 時間である．

洗浄赤血球製剤 (washed red cell preparation)

洗浄赤血球製剤は，赤血球製剤の 1 つであり，血漿成分による副反応を回避する場合に使用する．患者が何らかの血漿成分に対するアレルギー反応をもっており，過去の輸血において重篤なアレルギー性副反応が生じた場合には，血漿を除いた赤血球製剤を使用する必要がある．献血由来の赤血球製剤は，5～20 mL の血漿を含んでいるため，生理食塩液で洗浄し血漿をほとんど除去した洗浄赤血球製剤を使用する必要がある．放射線照射済みの製

剤であり，2~6℃で貯蔵し，有効期間は製造後 48 時間である．

線溶系 (fibrinolytic system)

線溶とは，線維素（フィブリン）溶解の略語であり，血液凝固により生じた不溶性のフィブリンを可溶性のフィブリン分解産物（FDP）に分解する反応であり，血管破綻時あるいは組織傷害時に形成された止血血栓を組織修復後に溶解・除去する機構である．血管内皮細胞から分泌される組織型プラスミノゲンアクチベーター（t-PA）が，酵素前駆体であるプラスミノゲンを活性化してプラスミンに転換し，生じたプラスミンは不溶性のフィブリンを可溶性の FDP に分解する．線溶系には，PA-プラスミン系以外に，プラスミンを介さない，白血球由来酵素エラスターゼやカテプシンを介する系が存在する．

造血因子 (hematopoietic factor)

造血因子は，主に造血幹細胞の分化・増殖を誘導する因子であり，造血（血球の産生）に関わるサイトカインの総称である．造血幹細胞は，分化の過程に応じて，多くの造血因子の作用により成熟した血球へと分化する．赤芽球系列ではエリスロポエチン（EPO），骨髄細胞系列では顆粒球コロニー刺激因子（G-CSF），マクロファージコロニー刺激因子（M-CSF），顆粒球-マクロファージコロニー刺激因子（GM-CSF），巨核球・血小板系列ではトロンボポエチン（TPO）が代表的な造血因子である．また，インターロイキン（IL）では IL-3 や IL-6 が，好酸球系列では IL-5 が重要である．

造血幹細胞 (hematopoietic stem cell)

造血幹細胞は，主に骨髄において，すべての血液系細胞へ分化可能な体性幹細胞（組織幹細胞）の 1 つである．1 個の造血幹細胞は，すべての血球に分化する能力をもち，骨髄において，造血因子や他の液性因子の作用により分化・成熟し，機能を有する血球として末梢血へ放出される．造血幹細胞は，生涯にわたって血液細胞を供給する必要があることから，自己複製能として，自身と同等の能力を保持する造血幹細胞を供給している．また，造血幹細胞は，骨髄中の幹細胞ニッチにおいて，細胞周期の G0 期に

存在してゆっくりとした増殖を行うなど，幹細胞の特性および
の生存が維持されていると考えられている．

造血幹細胞移植 (hematopoietic stem cell transplantation)

造血幹細胞移植は，造血機能に異常をきたし正常な血液細胞を
作ることができない血液疾患において，ドナーから提供された造
血幹細胞（同種移植），あるいはあらかじめ凍結保存しておいた
自己の造血幹細胞（自家移植）を移植することにより，造血機能
の正常化を図る治療法である．ちなみに，一卵性双生児からの移
植は同系移植と呼ばれる．造血幹細胞のソースにより，骨髄移植，
末梢血幹細胞移植，臍帯血移植に分けられる．造血幹細胞移植は，
移植関連合併症をいかにコントロールするかにその成否がかかっ
ており，輸血療法を含めた支持療法が重要である．

遡及調査 (lookback)

遡及調査とは，患者へ輸血が行われた後に，当該輸血用血液製
剤に感染性病原体が含まれていた可能性が疑われた場合，その血
液を提供した供血者の情報，その血液に由来する血液製剤の情報，
その血液製剤を輸血された患者の感染についての情報を収集し，
科学的に分析・評価することをいう．具体的に言えば，既に，あ
る患者へ投与された輸血用血液製剤の中に，今回の検査で陽転し
た病原体が含まれていた可能性があるので，患者がその病原体に
感染したか否かを調査する必要があるということである．"血液
製剤等に係る遡及調査ガイドライン"が厚生労働省から出されて
いるので，詳細はガイドラインを参照していただきたい．

タイプ＆スクリーン (type and screen: T&S)

T&Sは，手術用準備血に対する合理的な輸血準備法の1つで
ある．輸血を行う可能性が低いと予測される待機的手術において，
"交差適合試験済み手術用準備血"を用意しない方法である．患
者のABO血液型が確定しており，Rh血液型がRhD陽性で，
不規則抗体スクリーニング検査において不規則抗体が陰性の場合
に，交差適合試験は行わずに輸血用血液製剤を準備（待機）する
方法である．実際に輸血が必要になった場合には，輸血用血液製
剤のABO血液型（オモテ試験）を確認してABO同型血を選択

するか，あるいは交差適合試験の主試験（生理食塩液法による迅速法）を行って，適合であることを確認してから輸血用血液製剤を出庫する．

大量輸血 （massive transfusion）

大量輸血とは，日本では，24 時間以内に循環血液量以上の輸血を行う場合と定義されている．大量輸血が行われる状況としては，出血速度が速いために輸液や輸血による治療が追いつかず，血行動態が不安定となる危機的出血を呈する場合である．危機的出血における輸血療法は救命を最優先して行うことから，赤血球輸血においては，交差適合試験を省略して ABO 血液型の同型血を使用するなど，通常の輸血療法とは異なる方法で行う．大量輸血に伴う主な副反応・合併症として，代謝性アシドーシス，クエン酸中毒，高カリウム血症，低体温，希釈性凝固障害，循環過負荷などが問題となる．

多血小板血漿 （platelet rich plasma: PRP）

多血小板血漿は，文字通り，血小板を多数含む血漿をさし，一般的に血小板機能検査の血小板凝集能検査に使用される．クエン酸ナトリウムを添加して採血した全血を室温で 15 分程度静置し，室温条件かつブレーキなしで，低速（200 g あるいは 1,000 回転）で 10 分間遠心した場合，赤血球と白血球がほとんど除かれ血小板を多く含んだ血漿（PRP）が上清に得られる．

ダブルチェック （double check）

ダブルチェックは，文字通り，二重に確認することであり，医療においては 2 人による読み合わせ確認をさし，1 人で行う行為よりも確実性が高いとされている．しかし，2 人が対等に確認を行う場合には主体性が希薄となり，2 人で確認を行っても間違いに気付くことができないことがある．ダブルチェックを行う場合は，1 人は実行者，もう 1 人はセカンドチェッカーとして，役割を分担することが重要である．輸血実施時の電子照合は，従来の目視（読み合わせ）による確認作業を電子機器で補うことにより，ヒューマンエラーを回避する方法である．

単球 (monocyte)

　単球は，直径 10〜15 μm で類円形の大型白血球で，核には不規則な切れ込みがある．末梢血白血球の 5〜7％を占める．造血のプロセスにおいて，骨髄系前駆細胞から単芽球→前単球→単球に分化する．流血中の単球は，組織へ移行して，さらにマクロファージへ分化する．単球の主な機能として，食細胞としての貪食・殺菌作用，抗腫瘍作用，抗原提示作用などがあり，種々の炎症性サイトカインを産生・分泌する．

遅延性溶血反応 (delayed hemolytic transfusion reaction: DHTR)

　溶血性副反応は，患者の循環血液中に存在する赤血球に対する抗体によって起こる．DHTR の発症時期は輸血後 24 時間以降で，典型的には 3〜14 日で発生する．DHTR は，患者血液中の不規則抗体が原因で引き起こされる溶血性副反応である．輸血や妊娠などにより前感作された患者に対して，対応抗原が陽性の赤血球輸血が行われると，抗原刺激により二次免疫応答が刺激されて不規則抗体が急激に増加し，輸血された赤血球と反応して血管外溶血が起こる．日本では，抗 Jk^a，抗 Jk^b，Rh 系抗体（抗 E，抗 c，抗 C，抗 e）が原因抗体となることが多い．

直接抗グロブリン試験 (direct antiglobulin test: DAT)

　直接抗グロブリン試験（直接クームス試験）は，患者赤血球が体内で免疫グロブリンや補体により感作されているか否かを検出する検査である．ヒト血清免疫グロブリンに対するウサギ抗血清（クームス血清）を使用し，赤血球同士を架橋させて凝集を起こすことにより，赤血球膜上に存在する抗体を検出する方法である．陽性反応を呈する疾患として，自己免疫性溶血性貧血（赤血球に対する自己抗体）や新生児溶血性疾患（胎児赤血球上の母体由来の抗体）がある．

貯血式自己血輸血 (pre-operative autologous blood donation and transfusion)

　（術前）貯血式自己血輸血は，最も一般的に行われる自己血輸血である．循環血液量の 15％以上の出血が予測され，手術まで

に貯血の時間的余裕がある待機的手術において，1週間以上の間隔をおいて1回に循環血液量の10%あるいは400 mLを上限としての貯血を行い，周術期に輸血する方法である．実際の手術において，想定以上の出血があった場合には同種血輸血を併用せざるをえないこともある．貯血量には限界があるが，一般的には，400 mLの全血を2回採血して800 mLの貯血量を確保することが多い．また，自己血採血時における血管迷走神経反応や正中神経損傷などの合併症が発生する可能性がある．

適正輸血 （appropriate transfusion）

　適正輸血とは，輸血用血液製剤を適正に使用して輸血療法を行うこと，すなわち輸血用血液製剤の適応に準拠した輸血療法を行うこと，および不要な輸血を行わないことである．輸血療法を行うためには，添付文書を参考にするだけでは不十分であり，輸血療法の実施に関する指針と血液製剤の使用指針を遵守する必要がある．血液製剤の使用指針において，各血液製剤の適応，使用基準，輸血効果の評価判定方法などが記載されている．さらに，輸血療法は，臨床所見と検査値に基づいて，患者に生じている病態を客観的に分析し，医学的な根拠に基づいて行われるべきである．

鉄過剰症 （iron overload）

　鉄過剰症は，遺伝性と二次性に大別される．二次性鉄過剰症の原因として，長期の赤血球輸血が代表的なものである（輸血後鉄過剰症）．ヒトにおいて，過剰な鉄の排出機構は存在しないため，赤血球輸血により体内に入った過剰の鉄は，生体内に沈着して鉄過剰症を引き起こす．赤血球製剤に含まれる鉄の含有量は，1単位（200 mL由来）あたり約100 mgである．体内に蓄積した鉄は，肝臓，心臓，膵臓，甲状腺，性腺などにおいてフリーラジカルを産生し，肝硬変，心不全，糖尿病などの臓器障害を引き起こす．総赤血球輸血量が40単位以上，あるいは血清フェリチン値が連続する2回の測定で1,000 ng/mL以上の場合に輸血後鉄過剰症と診断され，鉄キレート療法を開始する目安とされている．

デングウイルス （dengue virus）

　デングウイルスは，ジカウイルスと同じフラビウイルス科に分

類され，ヤブカ属のネッタイシマカやヒトスジシマカの刺咬により媒介される．ヒトにおいて，デングウイルスに感染した蚊の刺咬後，通常3〜7日程度の潜伏期を経て，発熱，発疹，関節痛を3主徴とするデング熱を発症するが，75％程度は不顕性感染とされている．病型として，比較的軽症のデング熱と重症型のデング出血熱およびデングショック症候群がある．現時点で，実用化されている予防ワクチンは存在しない．デングウイルスは，血液由来の伝播によって感染することから，輸血によっても感染する可能性がある．したがって，献血における安全性を担保する必要がある．

電子照合 （electronic pre-transfusion check）

患者の取り違えあるいは血液バッグの取り違えによる過誤輸血を防止するためには，ベッドサイドにおける輸血実施時の照合確認が最も重要である．輸血の実施時は，医師と看護師など2人での読み合わせ確認（ダブルチェック）を行うことが基本である．バーコードを利用した輸血照合システムは，バーコードを印字したリストバンドを患者に装着してもらい，ベッドサイドにおける輸血実施時に，患者リストバンドと血液製剤のバーコードをバーコードリーダー付き携帯端末で読み取り，コンピュータ照合するものである（65頁参照）．輸血照合システムは，従来の目視による確認作業を補うことでヒューマンエラーを回避するツールなのである．

同種血輸血 （allogeneic blood transfusion）

同種血輸血とは，献血者から採血した血液を原料として製造された輸血用血液製剤を輸血する一般的な輸血療法である．日本赤十字社血液センターから供給される輸血用血液製剤として，赤血球製剤，血小板製剤，新鮮凍結血漿がある．日本赤十字社血液センターから供給されない血液製剤として，顆粒球輸血における顆粒球製剤がある．同種血輸血には輸血感染症だけではなく，輸血後移植片対宿主病や輸血関連急性肺障害（TRALI）などの免疫学的副反応・合併症，およびヒューマンエラーによる過誤輸血が発症するリスクが存在する．

同種抗原 （alloantigen）

　　同種抗原とは，同じ種類の動物間で，遺伝的に異なる形質が発現して生じた抗原をいう．赤血球の血液型抗原，白血球の HLA 抗原，血小板の HPA 抗原 などがある．同種抗原に対する抗体を同種抗体といい，赤血球に対する抗体であれば規則抗体（抗A 抗体，抗 B 抗体）や不規則抗体，白血球に対する抗体であれば抗 HLA 抗体などがある．

同種免疫反応 （alloimmunization）

　　同種免疫反応とは，生体内に非自己の同種抗原が入った場合に，免疫応答により同種抗原に対する特異的な抗体を産生し，免疫記憶をもつことをいう．輸血用血液製剤には，献血者に由来する白血球が残存することから，不規則抗体の産生および血小板輸血不応状態の原因となる．輸血歴のない女性において，妊娠により不規則抗体が産生されることがある．また，母児間の血液型不適合妊娠では，母体にない胎児の赤血球抗原に対する抗体が，感作によって母体で産生され，母体由来の IgG クラスの抗体は，経胎盤的に移行して胎児の赤血球を破壊し，新生児溶血性疾患を引き起こす．

ドナーリンパ球輸注療法 （donor lymphocyte infusion: DLI）

　　DLI は，同種造血幹細胞移植を行った患者において，原病が再発あるいは進行した場合に，造血幹細胞を提供した同じドナーから，成分採血により採取したリンパ球（リンパ球を含む末梢血単核球）を患者に輸注（輸血）することで，患者の残存腫瘍細胞を排除することを目指す細胞治療である．理論的に，患者はドナー型造血に置き換わっているので，輸注されたドナーの T リンパ球（自己）は，移植片対白血病効果により，非自己である患者の腫瘍細胞を排除する．慢性骨髄性白血病（CML）の慢性期における移植後の再発において，DLI が奏効しやすく長期間寛解を維持できる可能性が高くなる．

トレンデレンブルグ体位 （Trendelenburg position）

　　トレンデレンブルグ体位とは，仰臥位・頭部低位・腰部高位の体位のことで（図 13），骨盤高位ともいう．しかし，心拍出量は

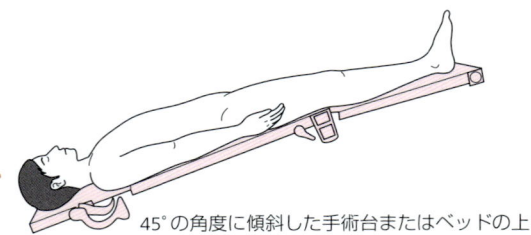

45°の角度に傾斜した手術台またはベッドの上での仰臥位. 骨盤は頭より高くする. ショック時または骨盤の手術および手術後に用いる体位.

図13 トレンデレンブルグ体位

必ずしも増加せず，現在では下肢のみを挙上した水平仰臥位が望ましいとされている．貯血式自己血輸血の自己血採血に際して，血管迷走神経反応（VVR）が認められることがある．発汗や顔面蒼白など初期症状が出現した場合には，採血を中止してトレンデレンブルグ体位をとらせることが重要である．

トロンボポエチン (thrombopoietin: TPO)

　TPO は，造血のプロセスにおいて，造血幹細胞から骨髄巨核球への分化・増殖および血小板産生を担う主要なサイトカイン（造血因子）である．血小板は，前駆細胞である骨髄巨核球の細胞質が分離膜により分割され，断片化することで血小板が生成される．エリスロポエチンや顆粒球コロニー刺激因子と同様に，医薬品として遺伝子組換え型 TPO 製剤が開発されたが，臨床試験において，中和抗体の産生と内因性 TPO への交差反応による重篤な血小板減少が出現して臨床試験は中止された．近年，内因性 TPO と交差反応のないトロンボポエチン受容体作動薬が開発された．

ナチュラルキラー（NK）細胞 (natural killer cell)

　NK 細胞は，リンパ球の中で細胞質にアズール好性の粗大顆粒を有する大型のリンパ球であり，異物であるウイルス感染細胞や腫瘍細胞などに対する細胞傷害活性をもち，自然免疫を担う白血球の1つである．NK 細胞の表面形質は，CD16 と CD56 が陽性であり，通常 $CD2^+$，$CD3^-$，TCR^-，$IL-2R\beta^+$，$LFA-1^+$ で

ある．NK 細胞の細胞傷害活性は，細胞傷害性 T 細胞（CTL）とは異なり，抗原提示細胞による異物の抗原ペプチドの提示を必要とせず，非特異的に標的細胞を攻撃する．NK 細胞は，顆粒に存在するパーフォリンやグランザイムなどを標的細胞の近傍で放出し標的細胞を攻撃する．

二次止血 （secondary hemostasis）

　二次止血とは，止血機構において凝固因子が関与する後半部分をいう．二次止血において，血液凝固カスケードが作動して血液凝固因子による一連の酵素反応が増幅されてトロンビンが生成され，最終的にフィブリノゲンからフィブリンに転換される．さらに，血液凝固第 XIII 因子によりフィブリン分子が架橋化されて，血小板からなる一次血栓の周囲を安定化フィブリンで覆うことにより，強固な二次血栓（フィブリン血栓）として完成させる反応である．血液凝固カスケードは，反応の引き金となる凝固因子の違いから，内因系（凝固系検査では APTT）と外因系（凝固系検査では PT）の 2 つの経路に分けられるが，最終的には共通系としてフィブリノゲンからフィブリン形成に至るカスケードに合流する．

西ナイルウイルス （West Nile virus：WNV）

　西ナイルウイルスは，フラビウイルス科に分類され，主にイエカの刺咬により媒介される．アジアにおいて，コガタアカイエカおよびアカイエカが主要な媒介蚊である．多くは不顕性感染であるが，重篤な場合には脳炎を呈することもある．西ナイルウイルスは，デングウイルスやジカウイルスと同様に，血液由来の伝播によって感染するが，輸血によって感染した事例が報告されている．米国では，献血者の感染症予備検査において，抗 WNV 抗体検査が実施されているが，日本では行われていない．したがって，献血における安全性を担保する必要がある．

パイログロブリン （pyroglobulin）

　パイログロブリンは，温度依存性タンパクの 1 つで，56～60℃で 30 分間加温するとゲル化して白色に析出し，さらに 100℃に熱するか，再度冷却しても溶解しない異常免疫グロブリンであ

は

る．パイログロブリンは，リンパ系造血器腫瘍である多発性骨髄腫，原発性マクログロブリン血症，慢性リンパ性白血病，悪性リンパ腫などで認められることがある．

発熱性非溶血性輸血副作用 (febrile non-hemolytic transfusion reaction: FNHTR)

FNHTR は，輸血中〜輸血終了後数時間以内に，38℃以上または輸血前より 1℃以上の体温上昇，あるいは悪寒・戦慄のいずれかあるいは両者を認める場合をいう．悪寒・戦慄のみで，発熱を認めない場合もある．輸血用血液製剤中の残存白血球と患者血液中の抗白血球抗体との抗原抗体反応，および血液製剤の保存中に血液バッグ内で産生されたサイトカインなどが原因として考えられている．現在，すべての輸血用血液製剤に対して保存前白血球除去が実施されており，FNHTR を認めることは少なくなった．

バフィコート (buffy coat)

バフィコートは，白血球血小板層ともいう．抗凝固剤を用いて採血した血液を遠心分離した際に，赤血球層（下層）と血漿（上層）の間の白く薄い細胞層をさし，主に白血球の中で単核球と血小板からなる．遠心条件により，血小板がほとんど含まれないことがある．バフィコートは，淡黄色の（buffy）薄い膜（coat）のようにみえるのが語源とされている．

ハプトグロビン製剤 (haptoglobin preparation)

ハプトグロビンは，血中に遊離したヘモグロビンと特異的に結合する血漿タンパクであり，ハプトグロビン・ヘモグロビン複合体を形成して肝臓へ運搬して処理する働きをもつ．血管内溶血により血液中に大量の遊離ヘモグロビンが放出された場合，血液中のハプトグロビンは消費されて消失する．その結果，過剰の遊離ヘモグロビンは，糸球体を通過して尿中に排泄され（ヘモグロビン尿症），尿細管を障害して腎障害を引き起こす．ハプトグロビン製剤は，血液中の過剰な遊離ヘモグロビンと複合体を形成して肝臓へ運搬することで，溶血による腎障害を防止する目的で投与される．

パラボンベイ表現型 (para-Bombay phenotype: Ah/Bh)

　パラボンベイ表現型は，赤血球のH抗原は発現していないが，ボンベイ表現型とは異なり，A抗原と（あるいは）B抗原が極微量発現している血液型である．常染色体劣性遺伝形式に基づき，機能しないH遺伝子のホモ接合体（hh）であるが，機能を有する分泌遺伝子（Se）の少なくとも1つが発現する遺伝子変異による．ABO血液型検査において，Ah型は抗A抗体に弱く凝集し，Bh型は抗B抗体に弱く凝集し，両者とも血清中に抗H抗体を保有する．したがって，パラボンベイ表現型の患者に対して輸血を行う場合は，O型赤血球（H抗原をもつ）は輸血できず，ボンベイ表現型（H抗原をもたない）の血液のみが輸血可能である．

汎血球凝集反応 (polyagglutination: PA)

　汎血球凝集反応は，赤血球膜抗原の異常により，血液型とは無関係に，ほとんどすべての成人血清と非特異的な凝集反応を起こす現象である．潜在抗原であるT抗原（T, Th, Tk, Tx, Tnなど）は，通常，N-アセチルノイラミン酸（シアル酸）などに覆われており，赤血球表面には露出していない．PAは，ABO血液型検査におけるオモテ試験とウラ試験の不一致および交差適合試験の副試験において，非特異的な凝集反応として発見されることが多い．PAを示す赤血球は，新鮮な成人AB型血清と凝集するが，臍帯血清では凝集せず，自己血清とも反応しない．また，直接抗グロブリン試験は陰性である．

ビタミンK依存性凝固因子 (vitamin K-dependent coagulation factor)

　ビタミンK（VK）依存性凝固因子である血液凝固第II因子，第VII因子，第IX因子，第X因子は，VKが存在しないと正常な凝固因子活性を発揮できない．VK欠乏の要因として，（1）VK摂取量の著しい減少（低栄養），（2）抗生剤投与による腸内細菌叢の減少，VK非産生菌への移行，（3）肝・胆道疾患における胆汁流出障害，重症下痢の遷延，吸収不全症候群によるVK吸収能の低下，（4）VK酸化還元サイクルの障害などによりVK欠乏をきたすが，複合的な病態も多い．VK欠乏性出血症は，主に新生

児，幼若乳児，肝・胆道疾患患者，重症下痢が遷延している患者，抗生剤を長期間投与されている患者などに認められる．

ヒトTリンパ向性ウイルス I 型 (human T-lymphotropic virus type-I： HTLV-I)

HTLV-I は，成人T細胞白血病/リンパ腫（ATLL）や HTLV-I 関連脊髄症（HAM）の原因ウイルスである．HTLV-I は一本鎖 RNA ウイルスであり，レトロウイルス科に分類される．HTLV-I はヒトT細胞に感染し，核内へ移行して逆転写酵素により RNA から cDNA を生成し，宿主 DNA に組み込まれプロウイルスを形成する．HTLV-I の感染者は，大多数が無症候性キャリアであり，感染者のうち少数が発症する．感染ルートとして，母乳中のリンパ球を介する母子感染，夫婦間感染，輸血である．献血者の予備検査において，HTLV-I 抗体検査が実施されている．

ヒトパルボウイルス B19 (human parvovirus B19)

ヒトパルボウイルス B19 は，ヒトを固有宿主とする一本鎖 DNA ウイルスで，感染が成立すると赤芽球系前駆細胞内で増殖する．伝染性紅斑，先天性赤芽球癆，胎児水腫の原因ウイルスである．一般的に，飛沫による経気道感染であるが，輸血用血液製剤や血漿分画製剤を介しても感染する．血漿分画製剤で感染する理由として，ヒトパルボウイルス B19 は加熱・酸・クロロホルム・界面活性剤に抵抗を示し，血漿分画製剤の製造工程における S/D（solvent/detergent）処理によっても不活化されないことによる．現在，献血者の予備検査において，CLEIA 法による抗原検査が行われている．

ヒト免疫不全ウイルス (human immunodeficiency virus: HIV)

HIV は，後天性免疫不全症候群（AIDS）の原因ウイルスであり，レトロウイルス科に分類される一本鎖 RNA ウイルスである．HIV は，CD4 抗原およびケモカイン受容体である CCR5 あるいは CXCR4 に結合し，ヘルパーTリンパ球や単球・マクロファージに感染する．感染細胞は破壊されて死滅することから（細

胞溶解性複製），主な標的細胞であるヘルパー T 細胞が減少することが，AIDS において細胞性免疫機構の破綻をきたす主因である．HIV は，体液や血漿成分を介して感染することから，感染経路は性行為，母子間，血液である．輸血用血液製剤を介した感染を防止するため，献血者の問診，予備検査として HIV-1/2 抗体検査に加え，核酸増幅検査（個別 NAT）を実施している．

非分泌型（non-secretor：se 型）

ABO 血液型の ABH 抗原は，赤血球上に発現しているだけではなく，唾液など体液中にも存在する（ABH 型物質）．分泌遺伝子である FUT2 遺伝子（Se）は，ABH 型物質の体液中への分泌を決定する重要な遺伝子であり，Se は se に対し優性である．非分泌型とは，FUT2 遺伝子の変異（se のホモ接合体，se/se）により不活化すると，ABO 型物質は唾液など体液中に分泌されなくなる．日本人の約 25％は非分泌型である．

貧血（anemia）

貧血とは，末梢血中のヘモグロビン（Hb）濃度および（and/or）赤血球数が減少した症候名であり，成因により種々の疾患がある．赤血球の産生が減少するか，消失が亢進するか，あるいはその両者により貧血が生ずる．赤血球の主要な機能である酸素運搬能が低下することから，組織の酸素欠乏に基づく症状，および酸素欠乏を代償することに基づく症状が出現する．貧血の治療は，貧血の種類および病因により異なるが，原疾患に対する治療が基本である．赤血球輸血の目的は，末梢循環系へ十分な酸素を供給することで，貧血の急速な補正を必要とする病態に対して行う．代替療法が存在する貧血において，原則として，赤血球輸血は行わない．

フィブリノゲン濃縮製剤（fibrinogen preparation）

フィブリノゲンは，血液凝固カスケードの最終産物であるフィブリンの形成に必須の凝固因子である．血中フィブリノゲン濃度が 100 mg/dL 以下に減少すると出血傾向を呈することから，フィブリノゲン濃度を維持することは出血をコントロールするうえで重要である．現時点で，フィブリノゲン濃縮製剤は，先天性低

フィブリノゲン血症に対してのみ保険適用がある．希釈性凝固障害による後天性低フィブリノゲン血症に対して，現状では新鮮凍結血漿を大量に投与する必要があるが，輸血随伴循環過負荷（TACO）を惹起するリスクがあることからクリオプレシピテートの投与が推奨される．

フィブリン糊 (fibrin glue)

フィブリン糊とは，フィブリノゲン濃縮製剤にトロンビン等を添加してフィブリンに変化させ，フィブリンが重合して糊状になったゲル状の物質をいう．組織接着剤として，手術において，創部の縫合面あるいは切断面からの血液や体液の漏れを防ぐために，縫合時の穴や組織の間隙を埋めて閉鎖する目的で使用される．キット化された生体組織接着剤は，組織接着用の血漿分画製剤であり，主な有効成分は，ヒト血漿由来のフィブリノゲンとヒト血液凝固第XIII因子である．また，貯血式自己血輸血において，患者の自己血漿からクリオプレシピテートを調製し，さらにトロンビンやアプロチニン等を混和してフィブリン糊として使用することもある．

不規則抗体 (irregular red cell antibody)

不規則抗体とは，ABO血液型以外の血液型の赤血球抗原に対する抗体をいう．不規則抗体は，主に，輸血や妊娠などの免疫感作により産生される免疫抗体（主にIgGクラス，胎盤通過性あり）と，稀ではあるが免疫感作によらない自然抗体（主にIgMクラス，胎盤通過性なし）がある．免疫抗体は，しばしば遅延性溶血反応や新生児溶血性疾患を引き起こすため，臨床的に重要である．輸血歴がない患者において，高齢の女性では妊娠により感作されて不規則抗体が存在することがある．

不規則抗体スクリーニング検査 (laboratory screening tests for irregular red cell antibody)

不規則抗体スクリーニング検査とは，37℃反応性の（臨床的に意義のある）間接抗グロブリン試験で陽性となる不規則抗体を検出する方法である．しかし，低頻度抗原に対する抗体は，通常不規則抗体スクリーニング検査では検出されないことから，不規

則抗体スクリーニング検査が陰性であっても，不適合による感作をすべて避けられるものではない．最終的には，交差適合試験による確認が必要である．輸血を予定している患者が不規則抗体を保有する場合は，抗体の同定検査を行って抗体が反応する抗原を同定し，その抗体が臨床的に副作用を起こし得る可能性がある場合には（37℃で反応する抗体），該当する抗原を含まない輸血用血液製剤を選択して交差適合試験を行う．

副試験 (minor crossmatch)

副試験とは，交差適合試験の一部であり，患者の血球と供血者（献血者）の血清との組み合わせである．日本赤十字社血液センターでは，すべての原料血液に対して不規則抗体スクリーニング検査を実施して，輸血副作用に関係する抗体を保有する血液は除外している．したがって，患者のABO血液型とRh血液型が確定しており，不規則抗体を保有していなければ，理論的に，副試験を省略することが可能である．副試験が陽性となるABO血液型の組み合わせをマイナーミスマッチという．

不適合輸血 (incompatible blood transfusion)

不適合輸血は，同種血輸血において，血液型の異なる輸血用血液製剤の輸血が行われたことをいい，過誤輸血とほぼ同義である．過誤輸血の代表的なものとして，重篤な急性溶血反応を呈するABO血液型不適合輸血があるが，RhD陰性患者に対するRhD陽性血の輸血，不規則抗体を保有する患者への抗原陽性血の輸血なども含まれる．原因のほとんどはヒューマンエラーによる．不適合輸血は，意図的な不適合（一般的な赤血球輸血において，ABO血液型とRh血液型のD抗原以外は一致させていない）以外の過誤輸血と解釈される．ちなみに，異型適合血は，ABO血液型は同型ではないが，患者に適合する輸血用血液製剤をさす．

部分凝集 (mixed field agglutination)

通常の反応系において，赤血球と抗体を反応させた場合に，凝集しない赤血球の中に一部凝集した赤血球が混在している状態をいう．亜型，異型適合血輸血，ABO血液型不適合造血幹細胞移植，血液型キメラなどで認められる．カラム凝集法において，一

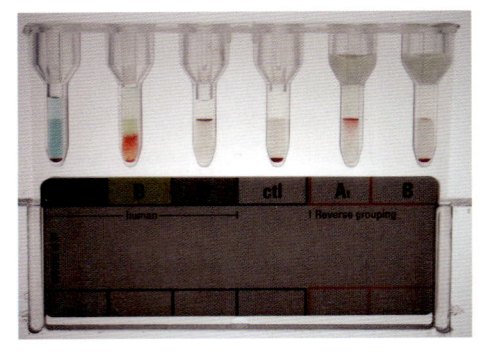

図 14 B 型亜型（B3，カード法）

般的な試験管法と比較して，部分凝集の判定が容易である（図 14）．

プリオン病 (prion disease)

プリオン病は，正常なプリオンタンパクが"感染性を有する異常プリオンタンパク"に変化し，主に中枢神経系に蓄積して脳神経系の機能を障害する一群の疾患をいう．致死的な進行性神経変性疾患であり，人畜共通感染症として問題となる．クロイツフェルトヤコブ病（CJD）は，急速に進行する認知症を特徴とする稀な神経疾患であり，ウシにおける牛海綿状脳症（BSE），いわゆる狂牛病に相当するヒトの疾患である．BSE に罹患した牛肉を摂取したことが原因で発症する変異型 CJD（vCJD）では，血液やリンパ組織についても感染性を有する．したがって，vCJD は，輸血用血液製剤を介してヒトからヒトへの感染が成立する．

分泌型 (secretor：Se 型)

ABO 血液型の ABH 抗原は，赤血球上に発現しているだけではなく，唾液など体液中にも存在する（ABH 型物質）．分泌遺伝子である *FUT2* 遺伝子（*Se*）は，ABH 型物質の体液中への分泌を決定する重要な遺伝子であり，*Se* は *se* に対し優性である．分泌型とは，*FUT2* 遺伝子をもつ個体（*Se/Se* あるいは *Se/se*）をさし，ABO 型物質が唾液など体液中にも分泌される．日本人の約 75％は分泌型である．

ヘパリン（heparin）

　ヘパリンは，平均分子量 12,000 の酸性ムコ多糖類の不均一な混成物であり，アンチトロンビン（AT）を介して抗凝固作用を示す．AT は，トロンビンや活性化第X因子（Xa）などのセリンプロテアーゼと 1：1 の複合体を形成して，その作用を緩徐に阻害する．ヘパリンが AT に結合すると，速やかにヘパリン・AT・プロテアーゼ複合体が形成され，その作用は即座に阻害される．ヘパリン製剤の適応として，血栓塞栓症の治療と予防，播種性血管内凝固（DIC）の治療，血液透析や人工心肺などの体外循環装置使用時における血液凝固の防止，血管カテーテル挿入時における血液凝固の防止，などがあげられる．

ヘパリン起因性血小板減少症（heparin-induced thrombocytopenia: HIT）

　HIT は，抗凝固薬であるヘパリンの重大な副作用であり，発見が遅れると生命予後は不良となる．HIT は，非免疫学的機序による I 型［ヘパリン関連血小板減少症（HAT）］と，ヘパリン依存性の自己抗体による II 型に分類される．日常臨床において HIT は II 型を意味し，免疫性血小板減少症と動静脈の血栓症の合併である．II 型の HIT は，血小板第4因子（PF4）とヘパリンとの複合体に対する抗体（抗 PF4/H 抗体）が産生され，この抗体の一部に強い血小板活性化能をもつもの（HIT 抗体）がある．この免疫複合体が血小板・単核球・血管内皮細胞の活性化を引き起こし，最終的にトロンビンの過剰産生が生じ，血小板減少および血栓塞栓症を誘発するとされている．

ヘモグロビン（hemoglobin: Hb）

　赤血球の主な役割である酸素運搬は，ヘモグロビンが担っている．ヘモグロビンは，1 つのヘムと 1 つのグロビン鎖からなるサブユニットが，4 つ結合した四量体である．ヘムは，主に赤芽球のミトコンドリアにおいて合成され，プロトポルフィリン環の中心に鉄（Fe^{2+}）が結合したものである．この鉄に 1 分子の酸素が結合することから，1 分子のヘモグロビンは最大で 4 分子の酸素を結合することができる．ちなみに，酸素分圧に対するヘモグロビンの酸素飽和度を示した S 字曲線を酸素解離曲線という．

ヘモビジランス (hemovigilance)

　輸血療法は有効な治療法であるが，輸血感染症および免疫学的副反応・合併症が生じるリスクのある治療法である．したがって，輸血副反応・合併症の実態を把握し，その対策を実践することは非常に重要である．英国のSHOTなど，欧州では輸血副反応・合併症の実態を把握するために，ヘモビジランス（血液監視）という体制が確立している．ヘモビジランスの目的は，献血の段階から輸血された患者の追跡調査までの全過程を監視して，その原因を分析・評価することにより，適切な対応策を示して被害の拡大を防ぐことにある．わが国では，日本赤十字社が重症の輸血副反応について情報収集を行っているが，輸血副反応・合併症の全体像を反映しているわけではない．

変異型クロイツフェルトヤコブ病 (variant Creutzfeldt-Jakob disease: vCJD)

　vCJDは，ウシの牛海綿状脳症（BSE）に汚染された牛肉を経口摂取したヒトにおいて，BSEがヒトに感染したプリオン病とされている．献血者がvCJDに罹患している場合（感染初期には症状がない），BSE由来の異常プリオンが輸血により感染する可能性があり，英国では，輸血用血液製剤を介して感染したvCJDが報告されている．現時点で，プリオン感染のスクリーニング法として実用化された検査法は確立されていない．vCJDにおける異常プリオンタンパクが蓄積する細胞として，濾胞性樹状細胞が同定されている．輸血によるvCJDの防止対策として，献血者に対する英国滞在歴に関する問診と献血制限に加え，輸血用血液製剤の保存前白血球除去が実施されている．

乏血小板血漿 (platelet poor plasma: PPP)

　PPPは，文字通り，血小板をほとんど含まない血漿をさし，赤血球，白血球，血小板などの血球を含まない血漿である．クエン酸ナトリウムを添加して採血した全血を，室温条件かつブレーキなしで，低速（$200\,g$あるいは1,000回転）で10分間遠心した場合，上清に多血小板血漿（PRP）が得られる．上清を除いた残りの全血（沈渣部分）を，さらに室温で$1,500〜2,000\,g$あるいは3,000回転で10〜15分間遠心するとPPPが得られる．

　PPP は，一般的に血小板機能検査の血小板凝集能検査において，被検検体のコントロールとして使用されるが，血小板数が60万/μL 以上の血小板増加症の場合には，検体を希釈する際にも使用される．

放射線照射血（irradiated blood component）

　放射線照射血は，文字通り，放射線照射済みの輸血用血液製剤をいう．輸血後移植片対宿主病（PT-GVHD）を防止する目的で，新鮮凍結血漿を除く輸血用血液製剤に対して，15 Gy 以上50 Gy 以下の放射線を照射したものである．日本では，献血者が HLA 抗原のホモ接合体で，患者がこの HLA 抗原のヘテロ接合体である組み合わせは，比較的高頻度に認められることから，基礎疾患として免疫不全がない患者に対して輸血する場合でもPT-GVHD を発症する可能性がある．2000 年より，輸血を行うすべての患者に対して，放射線照射済みの輸血用血液製剤を使用することが推奨されている．放射線照射後の赤血球製剤は，未照射製剤と比較して，保存に伴って上清中のカリウム濃度が増加するので注意が必要である．

保存前白血球除去（universal leukoreduction）

　輸血用血液製剤の製造工程において，血液バッグに白血球が残存することは避けられない．輸血用血液製剤の保存障害は，血液製剤中に残存する白血球（特に好中球）が，保存中に種々の生理活性物質を放出すること，および死滅した白血球が凝集塊を形成することなどにより，血液製剤そのものに障害を及ぼすものである．保存前白血球除去とは，日本赤十字社血液センターが，輸血用血液製剤を調製して保存する前に，白血球除去フィルターを使用して白血球除去（実際には減少させる）を行う方法であり，血液製剤 1 バッグに含まれる白血球数は 1×10^6 個以下である．これにより，白血球に起因する輸血時の発熱反応，同種抗体産生の低減，サイトメガロウイルス感染症の予防などが期待される．

補体系（complement system）

　補体は，自然免疫に属する血中のタンパク質群の総称であり，生体が病原体などの異物を排除する際に作用する免疫システムで

ある．補体の主な機能は，抗原のオプソニン化により抗体と結合した細菌や細胞の融解を起こすこと，および好中球やマクロファージなど食細胞の活性化と遊走作用を促進することである．補体は易熱性であり，56℃で30分処理することにより失活する（非働化）．補体系は，30種類以上の血漿タンパク質と膜タンパク質によって構成される．

ボンベイ表現型（Bombay phenotype: Oh）

ボンベイ表現型は，赤血球のH抗原，A抗原，B抗原が発現していない血液型で，日本人では極めて稀である．常染色体劣性遺伝形式に基づき，機能しないH遺伝子（hh）と分泌（Se）遺伝子（$sese$）のホモ接合体である．一方，血清中には抗A抗体と抗B抗体に加え，抗H抗体も規則抗体として保有している．したがって，ボンベイ表現型の患者に対して輸血を行う場合は，O型赤血球（H抗原をもつ）は輸血できず，ボンベイ表現型（H抗原をもたない）の血液のみが輸血可能である．ボンベイ表現型は，原発性免疫不全症である白血球接着不全症（LAD2）においても認められる．

マイナーミスマッチ（minor mismuch）

マイナーミスマッチ（マイナーABO不適合）とは，輸血あるいは造血幹細胞移植において，交差適合試験の副試験が陽性となる（凝集する）ABO血液型の組み合わせをいう．造血幹細胞移植ではHLAの適合は必須であるが，ABO血液型の適合は必須ではない．したがって，血漿が不適合であるドナーからの造血幹細胞移植（たとえば，O型のドナーからO型でない患者へ）を行う場合には，幹細胞製剤中に含まれる抗A抗体や抗B抗体が患者赤血球と反応して溶血性副反応を起こす．これを回避するために，輸注する前に幹細胞製剤から血漿を除去する必要がある．

末梢血幹細胞移植（peripheral blood stem cell transplantation: PBSCT）

PBSCTは，造血幹細胞移植の中で，末梢血から採取した造血幹細胞を用いる場合をいう．造血幹細胞は，骨髄だけではなく末梢血中にもごく少数存在し，がん化学療法後の造血回復期や顆粒

球コロニー刺激因子（G-CSF）の投与により，骨髄から末梢血中へ一時的に動員される．成分採血装置を用いたアフェレーシスにより，末梢血に動員された CD34 抗原陽性細胞を含む単核球分画を採取して移植に用いるのが PBSCT である．患者自身から採取した造血幹細胞を用いる自家 PBSCT と，他人から採取した造血幹細胞を用いる同種 PBSCT に分けられる．同種移植において，一卵性双生児間の場合は同系移植，ドナーが同胞などの場合は血縁者間移植，骨髄バンクなどを経由する場合は非血縁者間移植という．

未照射血 (non-irradiated blood component)

未照射血とは，文字通り，放射線照射を行っていない輸血用血液製剤をいう．日本において，輸血を行うすべての患者に対して，輸血後移植片対宿主病（PT-GVHD）を防止する目的で，放射線照射血を使用することが推奨されている．日本赤十字社血液センターから供給される赤血球製剤および血小板製剤には，放射線照射血と未照射血の両者が供給されている．医療機関において，血液製剤用放射線照射装置を保有している場合には，未照射血を発注し，院内で放射線照射を行ってから患者に投与する．輸血部門の中で，放射線照射血と未照射血の両者を在庫している場合には，保冷庫を分けるなど，未照射血を出庫しないよう厳重に注意を払う必要がある．

ミニ移植 (reduced-intensity stem cell transplantation)

ミニ移植は，造血幹細胞移植において，前処置を軽減した骨髄非破壊的前処置により移植を行うもので，通常の骨髄破壊的前処置で行う移植をフル移植と呼ぶこともある．ミニ移植の前処置は，骨髄非破壊的であるが免疫破壊の処置であり，高齢者に対するミニ移植時には注意が必要である．ミニ移植では，前処置後も患者体内に腫瘍細胞は残存するが，その後のドナー由来リンパ球による移植片対白血病効果を期待して腫瘍細胞の排除を目指す治療法である．利点として，前処置による副作用が少なく，高齢者（65歳くらいまで）に対しても実施可能である．欠点として，前処置が弱いために，患者の免疫担当細胞が根絶されないことによる拒絶反応，および疾患の再発が増加する可能性がある．

無ガンマグロブリン血症（agammaglobulinemia）

　ガンマグロブリン（γ分画のグロブリン）は，主に免疫グロブリンから構成され，その量的減少は易感染性を引き起こす．X連鎖無ガンマグロブリン血症は，*BTK*遺伝子の変異によるX連鎖劣性遺伝性疾患で，骨髄においてB細胞の前駆細胞であるプロB細胞からプレB細胞への分化が障害されることにより，末梢血の成熟B細胞が欠損し抗体がほとんど産生されず，低あるいは無ガンマグロブリン血症となる．新生児と同様に，規則抗体が存在しないことから，ABO血液型検査のウラ試験において，A1血球あるいはB血球に対する凝集が認められずにオモテ試験とウラ試験の不一致を呈する．

無償献血（free blood donation）

　血液あるいは血液成分を自由意志により提供し，報酬（現金ないし換金しうるもの）を求めない献血をいう．ほとんどの先進国では無償献血が一般的である．一方，売血は，血液の提供への対価として金銭を得ることを目的としており，多くの開発途上国で大なり小なり売血が行われている．日本では，1964年に無償献血を基にした日本赤十字社による血液事業が閣議で決定されたが，それ以前は売血制度による血液事業であり，輸血後肝炎の温床となっていた．

無症候性キャリア（asymptomatic carrier）

　不顕性感染は，細菌やウイルスなどの病原微生物に感染後，感染症状を発症しない状態をいい，感染から発症までの期間を潜伏期という．無症候性キャリアとは，ウイルス感染において，不顕性感染のまま症状を呈さず（発症せず），一見すると異常がないようにみえるがウイルスを保有している場合をいう．

メジャーミスマッチ（major mismuch）

　メジャーミスマッチ（メジャーABO不適合）とは，輸血あるいは造血幹細胞移植において，交差適合試験の主試験が陽性となる（凝集する）ABO血液型の組み合わせをいう．たとえば，A型ドナーとO型レシピエント（患者）の場合など，ドナーの血液型が患者の血液型と一致しないABO血液型不適合造血幹細胞

　移植を行う場合には，造血幹細胞製剤を輸注する前に，製剤中の赤血球を除去する必要がある．A型の造血幹細胞を移植したO型患者において，移植後数カ月間，抗A抗体と抗B抗体を産生し続ける場合には，A型の赤血球造血が遅れることがあり，患者の抗A抗体が消失するとA型赤血球が末梢血に出現する．

免疫グロブリン製剤 （immune globulin preparation）

　免疫グロブリン製剤は，ヒト血漿中のガンマグロブリン分画を分離・精製した製剤である．IgGが主体で，多様な抗原に対するポリクローナルな抗体を含んでおり，ウイルスや毒素に対する

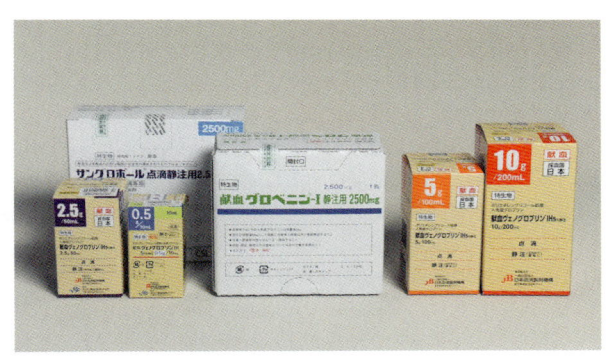

図 15　現行の静注用免疫グロブリン製剤

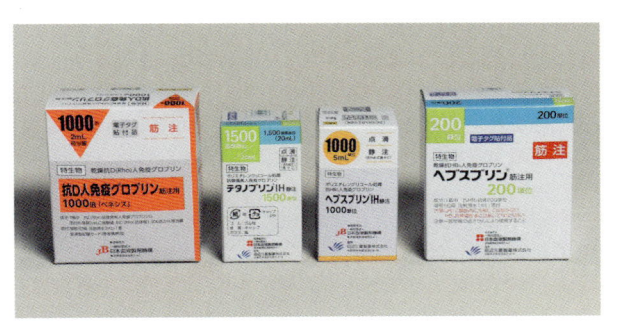

図 16　現行の特殊免疫グロブリン製剤

不活化・中和作用，細菌に対するオプソニン作用・溶菌作用，免疫修飾作用などがある．通常のプール血漿を分離・精製した標準免疫グロブリン製剤と特定の疾患に対して高力価の抗体をもつ血漿を集めて分離・精製した特殊免疫グロブリン製剤に大別される（図15，16）．標準免疫グロブリン製剤には，静注用免疫グロブリン製剤（IVIG）と筋注用免疫グロブリン製剤（IMIG）があり，コンプライアンスの関係から IVIG が使用されることが多い．

網赤血球（reticulocyte）

形態学的に観察可能な赤芽球系細胞の分化において，前赤芽球→好塩基性赤芽球→多染性赤芽球→正染性赤芽球→網赤血球→赤血球の順に分化・成熟が進行する．分化の途中で，ヘモグロビンの産生が盛んになるにつれ好塩基性の胞体に赤味が増し，十分なヘモグロビン合成を終えた赤色の正染性赤芽球となり，濃縮した核が脱核して最終の赤血球になる．網赤血球は，正染性赤芽球から脱核し末梢血中に出現したばかりの赤血球をさし，末梢血に出て1〜2日後に成熟赤血球となる．網赤血球の赤血球全体に占める比率は1〜2%である．

輸血依存性（transfusion dependence）

輸血依存性とは，血液疾患や造血器腫瘍において治療が奏効しない場合に，正常造血が回復せずに骨髄機能不全を呈し，生体機能を維持するために輸血療法が必要となる状態をいう．一般的に，赤芽球系造血が抑制されている場合や不応性貧血において，赤血球輸血が必要となる場合に使用されることが多い．輸血依存性に陥った場合には，長期間にわたって赤血球輸血を繰り返さざるを得ないことが多く，鉄過剰症をきたす．また，骨髄において自力で血球を産生することができない骨髄機能不全状態にある場合，血小板減少症をきたして血小板輸血が必要となる場合も該当する．

輸血感染症（transfusion transmitted infection）

輸血感染症とは，輸血用血液製剤および血漿分画製剤を介して，献血者が保有する感染性病原微生物が患者へ伝播する感染症をいう．輸血感染症を防止するためには，献血者の適格性を判断する予備検査において，精度の高い感染症スクリーニング検査を行う

ことが重要である．ウインドウ・ピリオドに献血された血液を原料とした輸血用血液製剤は，輸血感染症を引き起こす可能性が高いことから，血清学的反応を基盤とする検査に加え，核酸増幅検査（NAT）において，個別 NAT が実施されている．

輸血関連急性肺障害 (transfusion-related acute lung injury: TRALI)

TRALI は，輸血中または輸血後 6 時間以内に，急性の呼吸困難で発症する非心原性肺水腫であり，低酸素血症と胸部 X 線像における両肺野の浸潤影を特徴とする．輸血随伴循環過負荷（TACO）および他の原因を除外する必要がある（表 9）．TRALI の発症機序として，輸血用血液製剤中の抗白血球抗体と患者の白血球との抗原抗体反応により補体が活性化され，好中球の凝集および肺毛細血管の透過性が亢進して発症すると考えられている（図 17）．TRALI は，女性の献血者（経産婦あるいは妊娠経験のある女性）から採血された血液を原料とした輸血用血液製剤，とりわけ血漿成分が多く含まれている血液製剤（新鮮凍結血漿，血小板製剤）で発生しやすい．

ゆ

表 9　輸血関連急性肺障害（TRALI）の診断基準

1. TRALI
   - （1）急性肺障害
     - a. 急激な発症
     - b. 低酸素血症
     - c. 胸部 X 線像における両側肺浸潤影
     - d. 循環負荷を認めない
   - （2）輸血前に急性肺障害を認めない
   - （3）輸血中または輸血後 6 時間以内の発症
   - （4）急性肺障害に関連する輸血以外の危険因子を認めない
2. Possible TRALI
   - （1）急性肺障害
   - （2）輸血前に急性肺障害を認めない
   - （3）輸血中または輸血後 6 時間以内の発症
   - （4）急性肺障害に関連する輸血以外の危険因子を認める

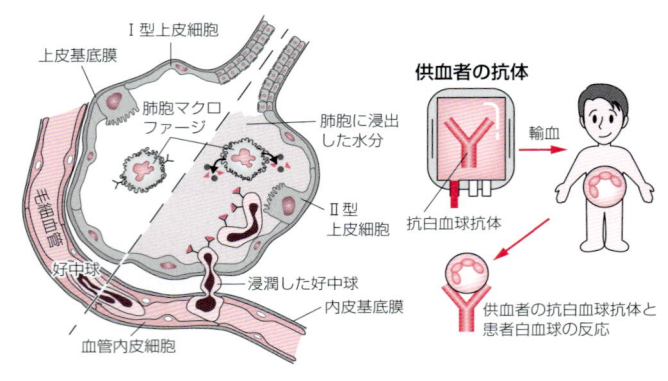

図 17 輸血関連急性肺障害の発症機序

輸血関連検査 (laboratory tests for blood transfusion)

　輸血を行うために必要な輸血関連検査として，血液型検査，不規則抗体スクリーニング検査，交差適合試験がある．輸血を行う患者と供血者の適合に関して，血液型システムの中では ABO 血液型と Rh 血液型（最も抗原性が強い D 抗原のみ）を一致させている．赤血球輸血を行う場合には，まず ABO 血液型検査を行って規則抗体が反応する抗原を除外し，次に不規則抗体スクリーニング検査を行って不規則抗体が反応する抗原を除外し，さらに，不規則抗体スクリーニング検査では検出しえない低頻度抗原による副作用を回避する目的で交差適合試験を行う．規則抗体が入っている新鮮凍結血漿を輸血する場合には，その逆の考え方をする必要がある．

輸血後移植片対宿主病 (post-transfusion graft-versus-host disease: PT-GVHD)

　PT-GVHD は，輸血用血液製剤中に残存する献血者に由来するリンパ球（移植片）が，患者に輸血された後，異物として排除されずに患者体内で増殖し，患者組織を攻撃する病態である．輸血 1〜2 週後に，発熱と皮膚の紅斑が出現，続いて肝機能障害や消化器症状が起こり，さらに骨髄無形成による汎血球減少症を呈し，重症感染症や大量出血によりほとんどが死の転帰をとる．献

血者が主要組織適合抗原である HLA 抗原のホモ接合体で，患者がこの抗原のヘテロ接合体の組み合わせで，HLA の一方向適合が生ずる場合，基礎疾患として免疫不全がなくても PT-GVHD が発症する（77 頁，図 9 を参照）．予防として，放射線照射血の使用が推奨される．

輸血後肝炎 (post-transfusion hepatitis)

輸血後肝炎は，従来，輸血を介して伝播する肝炎ウイルスによる肝障害をさしていたが，肝機能障害を発症していない，単に輸血を介した感染（検査所見上でウイルス陽性反応を示す）も同義と捉えられている．感染症スクリーニング検査として，B 型肝炎ウイルス（HBV）では HBs 抗原・抗 HBs 抗体・抗 HBc 抗体を，C 型肝炎ウイルス（HCV）では抗 HCV 抗体について血清学的スクリーニング検査を行い，さらに核酸増幅検査（NAT）を追加して行っている．現在，個別 NAT が実施されているが，HBV に関しては，ウインドウ・ピリオドが 34 日と長いことから，HCV や HIV よりも感染リスクが高い．

輸血後細菌感染症 (post-transfusion bacterial infection)

輸血後細菌感染症は，輸血用血液製剤に混入した細菌により引き起こされるもので，発生頻度は決して高くはないが，一定の頻度で起こりうる致死的合併症である．原因の多くは，献血者が菌血症であった場合，あるいは採血時の穿刺の際に皮膚の常在菌が採血血液に混入するものである．後者の対策として，初流血除去が実施されている．赤血球製剤ではエルシニア菌が問題となる．また，輸血するまで室温（20～24℃）で保存する血小板製剤では，表皮ブドウ球菌が問題となる．輸血用血液製剤を使用する前に，溶血や変色など，外観を観察してから輸血を開始することが重要である．

輸血後紫斑病 (post-transfusion purpura: PTP)

輸血後紫斑病は，血小板輸血を行った 7～10 日後に血小板減少症が出現し，出血傾向を呈する疾患である．血小板には，赤血球や顆粒球と同様に同種抗原が存在し，HLA クラス I 抗原，血小板抗原，ABO 血液型抗原の 3 種類が認められる．血小板の代

表的な同種抗原である HPA の中で，HPA-1 抗原と HPA-4 抗原の頻度は，日本人と欧米人では大きく異なる．PTP は，HPA-1 抗原の不適合により起きるもので，HPA-1a 抗原陰性の患者に HPA-1a 抗原陽性の血小板製剤を輸血した場合，抗 HPA-1a 抗体が産生され，その後，抗体価が上昇することにより，血小板減少症と出血傾向を呈するものである．日本人では稀である．

輸血随伴循環過負荷 (transfusion-associated circulatory overload: TACO)

TACO は，輸血に伴って起こる循環負荷による心不全であり，輸血後 6 時間以内に，呼吸困難を主徴として発症するため，輸血関連急性肺障害 (TRALI) との鑑別を必要とする（79 頁，表 6 を参照）．臨床的に両者の鑑別が困難な場合はあるが，TACO による呼吸困難は心原性であることが大きな相違点である．大量の輸血を行った場合だけではなく，実際の輸血量がそれほど多くなくても，付随する輸液により循環過負荷が潜在的に生じている場合に，輸血を契機として心不全が発症する．心不全マーカーである BNP の測定は TACO の診断に有用と考えられる．

輸血セット (device for blood transfusion)

輸血セットとは，輸血用血液製剤の中に存在する凝集塊を除去するためのフィルター（濾過器）が付いた輸血器具であり，1 回限り使用のディスポーザブル製品である．輸血セットは，スパイク針（血液バッグに刺入するプラスチック針），クレンメ，濾過筒（孔径 210 μm 以下の細かい均一のメッシュ），点滴筒（滴下が見える），導管（チューブ），流量調節器，混注部，継ぎ管，静脈針からなる．輸血セットには，赤血球製剤に使用する通常の輸血セットと血小板製剤に使用する血小板輸血セットがある．血漿製剤は，いずれのセットを使用してもよいが，一般の点滴セットは用いない．アルブミン製剤や免疫グロブリン製剤などの血漿分画製剤は，輸液用の点滴セットを使用する．

輸血速度 (blood transfusion speed)

輸血を行う場合は，原則として，緩徐に開始すること，および

　過誤輸血による即時型溶血反応への対処として，輸血開始直後の5分間はベッドサイドで患者を観察することが重要である．その後，輸血開始15分後，輸血中，輸血終了時の患者観察も重要である．成人に輸血を行う場合，通常，輸血開始後10〜15分間は1 mL/分程度で行い，異常がないことを確認し，その後は5 mL/分程度で行う．原則として，1回の輸血は6時間以内に終了するように行う．輸血セットでは，滴数が20滴で約1 mLになるように統一されている．

輸血による免疫修飾現象 (transfusion-related immunomodulation: TRIM)

　輸血による免疫修飾現象とは，同種血輸血による免疫抑制作用をさす．術後感染症，がんの増殖・再発，死亡率などと同種血輸血との関連性は，明確には示されておらず，TRIMの存在そのものを疑問視する意見もある．

輸血の依頼 (order for blood transfusion)

　医師は，輸血の決定を行った後に，輸血用血液製剤を選択し，患者の現在値（検査値）と改善させうる目標値を設定し，循環血液量を勘案して輸血量を決定する．インフォームド・コンセントを取得し，患者のABO血液型とRh血液型および不規則抗体スクリーニング検査を行って，輸血部門に輸血用血液製剤を依頼する．輸血用血液製剤の使用目的（輸血の実施場所）により，手術用準備血と準備血以外に大別される．輸血療法はリスクを伴う治療法であり，輸血の依頼は，輸血用血液製剤の"適正使用"と密接な関連がある．輸血部門は，医師による輸血の依頼が，適正であるか否かのチェックを厳密に行うべきである．

輸血の決定 (decision of blood transfusion)

　輸血療法は，医師による輸血の決定（適応の是非）に始まるが，ミスが起きやすいポイントの1つである．仮に，輸血を行った患者に副反応・合併症が生じた場合には，遡って，輸血の適応の是非が問われることもある．患者にとって輸血療法が有効である，輸血療法以外に代替療法がない，輸血療法の副反応・合併症のリスクよりも輸血を行う利点が上回ることなどを考慮して，輸血療

ゆ

法を行う決定をする．輸血療法はリスクを伴う治療法であることから，必要最小限の輸血量を選択することが重要であり，過剰に投与することは避けるべきである．したがって，患者ごとに輸血の目標値を設定することが重要である．

輸血の実施 (blood transfusion at the bedside)

輸血の実施時は，原則として，医師と看護師など2人による読み合わせ確認（ダブルチェック）を行う．2人による読み合わせ確認は，1人が主体となって確認作業を行い（実施者），もう1人のスタッフはセカンドチェッカーとしての役割を果たすことが推奨される．また，読み合わせ確認に加えて電子照合を併用することが推奨される．過誤輸血以外の重篤な急性輸血副反応を見逃さないために，輸血開始前に，患者のバイタルサインを測定する．患者あるいは血液製剤の取り違えによる過誤輸血が発生した場合を念頭に置き，輸血開始後5分間および15分間は，患者の状態を厳重に観察する必要がある．

輸血の準備 (preparation of blood products)

輸血実施部署において，看護師は，届いた輸血用血液製剤が当該患者に準備されたものであることを確認するために，受け入れ時の確認を行う．輸血の準備は，原則として，1回に1患者ごとに行う．複数の患者への輸血用血液を一度にまとめて準備し，そのまま患者から患者へと続けて輸血することは，取り違いによる事故の原因となりやすいので行うべきではない．確認する場合は，照合時のチェック項目を2人で交互に声を出し合って読み合わせをし，その旨を記録する．輸血用血液製剤の受け渡し時，輸血の準備を行う時，輸血の実施時に，交差試験適合票の記載事項と輸血用血液バッグの本体および添付伝票とを照合し，該当患者に相違ないことを必ず複数の者により確認する．

輸血のリスク (risk of blood transfusion)

輸血のリスクは，輸血用血液製剤が本来もっているリスクと輸血療法を行う過程において発生するリスクに大別することができる．輸血用血液製剤がもっているリスクとして，主に輸血感染症と免疫学的副反応・合併症があげられる．献血者が保有している

可能性がある病原微生物に対して，感染症スクリーニング検査を実施しているが，輸血感染症のリスクはゼロではない．輸血用血液製剤に残存する献血者に由来するリンパ球や血漿成分は，免疫学的副反応・合併症を引き起こす．一方，輸血療法を行う過程において発生するリスクは，医療機関において，主にヒューマンエラーにより引き起こされる有害事象であり，過誤輸血が代表的なものである．

輸血部門 (transfusion service)

輸血部門は，輸血関連検査を行うだけではなく，輸血用血液製剤の入庫・保管管理・出庫を行い，患者に輸血された後の副反応・合併症の把握まで，医療機関内の輸血療法全体を俯瞰する部署である．輸血部門は臨床検査部門の一部ではなく，一元管理された独立した部署として機能することで，初めて輸血療法全体を俯瞰することができる．輸血療法に関連する診療報酬の中で，輸血管理料の施設基準として，専任の輸血責任医師と専従の臨床検査技師の配置，輸血部門におけるアルブミン製剤の一元管理などに加え（輸血管理料Ⅰ），輸血関連検査の24時間実施体制の構築，輸血療法委員会の設置，輸血副作用監視体制の構築，輸血療法の実施に関する指針と血液製剤の使用指針の遵守があげられている．

輸血前監査 (pre-transfusion audit for appropriateness)

輸血前監査とは，輸血実施前に，医師が輸血部門へ輸血の依頼を行う時に，申込み内容が適正であるか否かを判断して，適正でないと判断された場合にはその時点で修正を行う．医師に対する輸血教育という観点からみた場合，輸血後の監査ではインパクトが弱いことは否めない．輸血療法は，リスクを伴う治療法であり，輸血療法の実施に関する指針と血液製剤の使用指針を遵守し，輸血用血液製剤の適応に準拠した輸血療法を行うこと，および不要な輸血を行わないことが重要である．したがって，輸血部門による輸血前監査は，適正輸血を推進するうえで必要不可欠な業務と考えられる．

輸血用血液製剤 (blood product)

輸血用血液製剤は，ヒトの血液を原料として製造された医薬品

の総称である．輸血用血液製剤には，全血製剤（限定的な使用），赤血球製剤・血小板製剤・新鮮凍結血漿などの血液成分製剤（一般的な使用），血漿分画製剤がある．輸血用血液製剤は，同種血製剤として，日本赤十字社血液センターから供給される輸血用血液製剤と，医療機関内で患者から採血して当該患者へ輸血する自己血製剤に分けられる．血漿分画製剤は，血漿タンパク質の中で特に治療上有用であり，その役割を他に代替できない成分を分画・精製した製剤で，製造業者から供給される．

輸血用血液製剤の供給体制 (supply system for blood product)

日本赤十字社血液センターにおいて製造された輸血用血液製剤は，医療機関の輸血部門からの発注を受けて供給される．供給体制は地域事情により異なるが，日本赤十字社血液センターが製剤の供給を直接行う直配体制と供給のみを業者（東京都であれば献血供給事業団）が行う配送業務委託があり，24時間365日の供給を行っている．医療機関の発注から供給までの時間は，地域により異なると思われる．自施設を管轄する赤十字血液センターの状況を把握して，余裕をもって輸血部門に対して輸血のオーダーを行う必要がある．

輸血用血液製剤の製造過程 (manufacturing process of blood product)

輸血用血液製剤の製造は，献血者からの採血に始まる．日本赤十字社血液センターの献血ルームでは，献血者保護の立場から，献血方法別の採血基準があり，この基準に合致した献血希望者からのみ採血を行っている．採血に際しては，輸血後細菌感染症を防止する目的で初流血除去を行っている．感染症スクリーニング検査が陰性の血液を原料として，種々の成分の輸血用血液製剤が製造される．採血された血液は，まず白血球除去フィルターを用いた保存前白血球除去が行われる．

輸血用血液製剤の選択 (selection of blood product)

医師が輸血を行う決定をした場合，まず，患者の臨床症状がどの血液成分の不足に起因するものであるかを判断する必要がある．

輸血用血液製剤には，各々に特定の使用目的がある．成分輸血は，患者に不足している血液成分（血球，血漿）のみを輸注する輸血療法の基本的な考え方である．赤血球製剤は，貧血において末梢循環系へ十分な酸素を供給する目的で使用される．血小板製剤は，血小板数の減少や機能異常による重篤な出血あるいは出血が予想される病態に対して，血小板成分を補充することにより止血を図り，出血を防止する目的で使用される．新鮮凍結血漿は，凝固因子の不足ないし欠乏による出血傾向の是正を目的として使用される．

輸血用血液製剤の入庫・保管管理・出庫 (management of blood product)

日本赤十字社血液センターから供給された輸血用血液製剤は，輸血部門において，適正な保存条件で保管管理を行う必要がある．赤血球製剤は 2～6℃で保存するが，血小板製剤は，室温（20～24℃）で水平振盪しながら保管する．新鮮凍結血漿は，−20℃以下で凍結保存する．輸血用血液製剤の有効期間は製剤ごとに異なり，廃棄血を出さないように在庫管理を行う．輸血部門では，医師からの依頼に基づき，輸血関連検査を行って，患者に最適な輸血用血液製剤を出庫する．出庫に際して，輸血実施部署への受け渡しは，輸血部門スタッフによるダブルチェックを厳重に行い，過誤輸血の防止に努める必要がある．

輸血量の決定 (dosage of blood product)

輸血療法に際して，医師は，患者へ投与すべき輸血用血液製剤を選択した後，実際に投与する輸血量を決定する．血液検査と臨床症状から患者の状態を把握し，患者の現在値（検査値）と改善させうる目標値を設定し，循環血液量を勘案して輸血量を決定する．輸血療法はリスクを伴う治療法であることから，必要最小限の輸血量を選択することが重要であり，過剰に投与することは避けるべきである．したがって，患者ごとに輸血の目標値を設定することが重要である．心不全を有する患者の場合，水分の過負荷は禁物であり，新鮮凍結血漿や血小板製剤など血漿を含む血液製剤の投与量には注意が必要である．

輸血療法委員会 (hospital transfusion committee)

　　輸血療法委員会は，輸血を実施する医療機関において，輸血療法を適切に実施するために，病院全体で連携して運営する委員会である．輸血療法の実施に関する指針において，輸血管理体制の在り方として，輸血療法委員会の設置が推奨されている．委員会のメンバーは，病院管理者および輸血療法に関わる各職種（医師，看護師，臨床検査技師，薬剤師，病院事務担当者など）から構成される．医療機関における輸血療法に客観性をもたせる意味で，多面的な議論が行えるメンバーで委員会を構成することが肝要である．診療報酬における輸血管理料の施設基準として，輸血療法委員会の設置と年6回以上の委員会の開催が必須とされている．

輸血療法に関連する診療報酬 (medical fee system for blood transfusion therapy)

　　輸血療法に関連する診療報酬として，輸血管理料（管理加算），検査料，輸血手技料（輸血料），薬剤料（輸血用血液製剤と血漿分画製剤），注射料，放射線照射料，自己血液採取料がある．診療報酬体系において，輸血は手術のカテゴリーに分類され，現時点で特定機能病院を対象とした包括医療制度（DPC）の中では出来高払いの対象となっている．しかし，新鮮凍結血漿は，アルブミン製剤と同様に点滴注射薬として取り扱われるため，輸血手技量を算定できない．また，DPC制度化において，新鮮凍結血漿を病棟で使用する場合には包括されるために保険請求ができないこと等の問題点がある．

輸血療法の概要 (outline of blood transfusion therapy)

　　輸血療法を行う場合，まず，医師は当該患者に対して，輸血が必要であるか否か（輸血の決定），輸血用血液製剤は何を使用するのか（輸血用血液製剤の選択），輸血量を決定し，患者あるいは患者家族から輸血を行うことの同意を得る（36頁参照）．輸血部門へ輸血の申込みを行う場合，あらかじめ，患者の血液型検査と不規則抗体スクリーニング検査を行う．輸血実施部署に輸血用血液製剤が届いたら，ベッドサイドにおいて，届いた血液製剤が当該患者に準備されたものであることを，2人による読み合わせ確認（ダブルチェック）を行い，可能であれば電子照合を併用す

る．輸血の開始直後，輸血実施中，輸血終了後に，患者に副作用がないことを確認して，輸血を終了とする．

輸血療法の実施に関する指針 (Guidelines and Information for Blood Transfusion Therapy)

輸血療法の実施に関する指針は，輸血療法において最も基本的な遵守すべき指針であり，安全かつ適正な輸血医療を実践するうえで遵守すべき輸血実施管理体制の在り方が示されている．指針には，輸血前検査，血液管理，輸血の効果判定，副作用追跡システム，輸血実施手順書，輸血療法委員会の在り方などが具体的に記載されている．輸血実施管理体制の整備の要点として，輸血責任医師の任命，輸血検査を担当する臨床検査技師の配置，関連業務の一元化と輸血業務 24 時間体制の確立，輸血療法委員会の設置があげられている．また，過誤輸血の防止対策として，輸血実施直前の照合確認の重要性が強調されており，2 人による読み合わせ確認に加え，電子照合の併用が推奨されている．

ランドシュタイナーの法則 (Landsteiner's law)

ランドシュタイナーの法則とは，ABO 血液型の発見者であるランドシュタイナーの名を冠した法則であり，ABO 血液型の規則抗体について，"ヒト血清（血漿）中には自己のもつ抗原とは反応しない抗体が必ず存在している"というものである．具体的に，A 型は赤血球上に A 抗原と血清中に抗 B 抗体をもち，B 型は赤血球上に B 抗原と血清中に抗 A 抗体をもち，AB 型は赤血球上に A 抗原と B 抗原の両者をもち血清中に抗 A 抗体と抗 B 抗体いずれももたない．O 型は赤血球上に A 抗原と B 抗原いずれももたず（H 抗原はもつ），血清中に抗 A 抗体と抗 B 抗体の両者をもっている．

リストバンド (wristband)

リストバンドは，患者の手首に装着するプラスチック製のバンドで，氏名，生年月日，患者 ID 番号，血液型などが印字されている．医療行為を行ううえで最も重要なことは，医療行為の対象が当該患者であることを確認することである．患者誤認を防止する目的でリストバンドを使用することは，輸血療法に限らず，あ

り

らゆる医療行為において有用である．バーコードを利用した輸血照合システムは，バーコードを印字したリストバンドを患者に装着してもらい，輸血実施時に，バーコードリーダー付き携帯端末を使用して，患者リストバンドと輸血用血液製剤のバーコードを照合し，双方のバーコードが一致したことを確認後に輸血を開始するというものである．

リンパ球 （lymphocyte）

リンパ球は，直径 $7 \sim 15 \mu m$ の球形の白血球で，大型で円形の核を有し細胞質は乏しい．末梢血白血球の $30 \sim 40 \%$ を占める免疫担当細胞である．光学顕微鏡において外観は同じであるが，細胞機能や細胞表面マーカーが異なる．主に液性免疫に関与し抗体産生および抗原記憶を担う B 細胞，主に細胞性免疫に関与し細胞傷害およびサイトカイン産生を担う T 細胞，非特異的に腫瘍細胞やウイルス感染細胞の排除を担うナチュラルキラー （NK）細胞がある．

連銭形成 （rouleaux formation）

連銭形成は，末梢血塗抹標本において，赤血球の円板面がくっつきあって一列に並んだ形を示すものをいう．積み重ねておいたコイン （硬貨）を崩した時の像のように見えることに由来する．高ガンマグロブリン血症を呈する病態において，血清粘稠度が亢進することにより過粘稠度症候群をきたす場合に認められる．血清粘稠度が亢進した病態において，粒子凝集法（PA 法）による抗体検査など，凝集反応に基づく臨床検査において偽陽性反応を示すことがある．また，輸血関連検査においても，非特異的な赤血球凝集反応を認めることがある．

JCOPY 498-01928

欧文 （アルファベット順）

ABH 型物質 （ABH substances）

ABO 血液型の ABH 抗原は，赤血球だけではなく，血小板やリンパ球にも発現しており，さらに唾液など体液中にも存在する．分泌遺伝子である *FUT2* 遺伝子（*Se*）は，ABH 型物質の体液中への分泌を決定する重要な遺伝子であり，Se 型は se 型に対し優性である．*FUT2* 遺伝子をもつヒト（*Se/Se* あるいは *Se/se*）では，血液型抗原が唾液中にも分泌されるが（分泌型個体：secretor），*FUT2* 遺伝子が変異により不活化すると（*se/se*），血液型抗原は唾液など体液中に分泌されなくなる（非分泌型個体，non-secretor）．日本人の約 75％は Se 型で分泌型であるが，約 25％は se 型で非分泌型である．

ABO 血液型 （ABO blood group system）

ABO 血液型システムは糖鎖抗原系血液型の代表的なものであり，輸血を行ううえで最も重要な抗原系である．赤血球には，基本抗原として A 抗原，B 抗原，H 抗原があり，血清中には，規則抗体として抗 A 体，抗 B 体が存在しており，ランドシュタイナーの法則に従う．ABO 血液型は，A，B，O，AB の 4 つの基本形に分類され，日本人における出現頻度は，A，O，B，AB 型の順におよそ 4：3：2：1 の割合である．ABO 血液型は，ABO 血液型システムを担う *ABO* 遺伝子と Hh 血液型システムを担う *H*（*FUT1*）遺伝子がコードする異なった糖転移酵素の一連の反応により生成される．原則として，赤血球輸血だけではなく，血小板輸血や新鮮凍結血漿の輸血を行う場合にも，ABO 血液型を一致させて輸血を行う．

ABO 血液型検査 （laboratory tests for ABO blood group system）

ABO 血液型を検査する場合，赤血球上の A 抗原と B 抗原を検出するオモテ試験（既知の抗体を用いて未知の抗原を調べる），および血清中の抗 A 体と抗 B 体を検出するウラ試験（既知

の抗原を用いて未知の抗体を調べる）を行って，両検査の結果が一致した時に血液型を判定する．ABO 血液型検査は，1 回の検査結果では確定できず，異なるタイミングで採血された 2 つの検体を用いて検査を行い，結果が一致した場合に患者の ABO 血液型が確定されることになる．オモテ試験とウラ試験の不一致を呈する場合には，判定保留として不一致となった原因を解明する必要がある．

ABO 血液型の変異（loss of ABH antigens）

白血病や固形がんなどの悪性腫瘍患者において，赤血球の抗原性が減弱することにより血液型が変異することがある．後天的な要因により，糖転移酵素活性の低下による抗原決定基の減少が赤血球の抗原性減弱を引き起こすと考えられる．遺伝的な要因による亜型（あがた）に類似した機序によると考えられる．抗原性が減弱する以外の血液型変異例として獲得性 B がある．獲得性 B とは，A 型患者に B 型様抗原が出現するために"A 型が見かけ上 AB 型に変異する現象"である．

ABO 血液型不適合輸血（ABO-incompatible blood transfusion）

ABO 血液型不適合輸血は，過誤輸血の中で，臨床的に最も重篤となる可能性が高く，輸血量が多い場合には患者を死に至らしめることもある重大な輸血副反応・合併症である．ABO 血液型には規則抗体が存在することから，ABO 血液型が一致しない輸血（O 型赤血球製剤と AB 型新鮮凍結血漿を除く）が行われた場合には，輸血した赤血球が患者血漿中の規則抗体で破壊されるか，あるいは，輸血した血漿が患者赤血球を破壊することで，臨床的に重篤な症状をもたらす．原因のほとんどはヒューマンエラーによる．防止するためには，ベッドサイドにおける患者と輸血用血液製剤の照合確認を確実に行うことが重要であり，2 人による読み合わせ確認に加え，電子照合を併用することが推奨される．

ABO discrepancy: オモテ試験とウラ試験の不一致を参照．

Acquired B antigen: 獲得性 B を参照．

Acute hemolytic reaction：急性溶血反応を参照.

ADAMTS13 (a disintegrin-like and metalloproteinase with thrombospondin type 1 motifs 13)

ADAMTS13 は，血漿中のヴォン・ヴィレブランド因子（vWF）切断酵素である．vWF は，血管内皮細胞および巨核球により産生される高分子量の糖タンパク質で，傷害を受けた血管の内皮下組織への血小板の粘着に関与し，血漿中ではマルチマー構造をとり，高分子量のマルチマーほど止血能が高い．ADAMTS13 の活性低下が原因となる血栓性血小板減少性紫斑病（TTP）は，血小板減少症，溶血性貧血，精神神経症状，腎機能障害，発熱の 5 徴が特徴であり，致死率の高い疾患である．後天性 TTP は，造血幹細胞移植や妊娠などに続発して，ADAMTS13 に対する自己抗体（インヒビター）が生じるために引き起こされる．

Agammaglobulinemia：無ガンマグロブリン血症を参照.

AIDS (acquired immunodeficiency syndrome)：後天性免疫不全症候群を参照.

Albumin preparation：アルブミン製剤を参照.

Allergic reaction：アレルギー反応を参照.

Alloantigen：同種抗原を参照.

Allogeneic blood transfusion：同種血輸血を参照.

Alloimmunization：同種免疫反応を参照.

Anaphylactic reaction：アナフィラキシー反応を参照.

Anemia：貧血を参照.

欧文

Anti-D immunoglobulin preparation: 抗 D 免疫グロブリン製剤を参照.

Antithrombin preparation: アンチトロンビン製剤を参照.

APC (antigen presenting cell): 抗原提示細胞を参照.

Apheresis: 成分採血を参照.

Appropriate transfusion: 適正輸血を参照.

Asymptomatic carrier: 無症候性キャリアを参照.

Atypical lymphocyte: 異型リンパ球を参照.

Autologous blood transfusion: 自己血輸血を参照.

Basophil: 好塩基球を参照.

B 型肝炎ウイルス (hepatitis B virus: HBV)

　　HBV は DNA ウイルスであり，日本において遺伝子型では B 型や C 型が多い．HBV は，血液や体液を介してヒトからヒトへ感染するが，出生時の母子感染（垂直感染）と成人の初感染（水平感染）では自然経過が大きく異なる．HBV キャリアあるいは HBV 感染の既往がある患者において，強力な化学療法と免疫抑制剤の投与を受けた場合，HBV の再活性化による B 型肝炎が発症することがあり注意が必要である．献血者に対する感染症予備検査において，血清学的検査（HBs 抗原，抗 HBs 抗体，抗 HBc 抗体）に加え，核酸増幅検査（個別 NAT）を実施して，ウイルス陽性の献血血液を輸血用血液製剤の原料から排除している.

Bleeding tendency: 出血傾向を参照.

Blood donor: 献血者を参照.

Blood group: 血液型システムを参照.

Blood transfusion therapy: 輸血療法を参照.

BMT (bone marrow transplantation): 骨髄移植を参照.

Bombay phenotype: ボンベイ表現型を参照.

Bruton's tyrosine kinase (BTK): 無ガンマグロブリン血症を参照.

BSE (bovine spongiform encephalopathy, 牛海綿状脳症): プリオン病を参照.

Buffy coat: バフィコートを参照.

CBC (complete blood count): 全血算を参照.

CBT (cord blood transplantation): 臍帯血移植を参照.

CD (cluster of differentiation)

CD 分類は，ヒト白血球を中心とする細胞表面に存在する分子（表面抗原）に関する国際的分類法である．CD の直訳は分化抗原群であり，当初は，白血球の分化に関わる分子を認識する抗体群を同じ番号で呼ぶモノクローナル抗体の分類であった．現在，白血球だけではなく，赤血球，血管内皮細胞，線維芽細胞など，細胞表面に発現している分子（表面抗原）の名称として使用されることが多い．

CD34 抗原 (CD34 antigen)

CD34 抗原は，細胞における CD 抗原の 1 つであり，造血幹細胞の表面マーカーとして使用されている．末梢血幹細胞移植において，健常人ドナーに対して顆粒球コロニー刺激因子（G-CSF）を投与して末梢血幹細胞を採取する場合には，末梢血中の CD34 陽性細胞数を目安として，成分採血装置を用いて幹細胞

欧文

採取を行う.

C 型肝炎ウイルス (hepatitis C virus: HCV)

　　HCV は，ヒトを固有宿主とする一本鎖 RNA ウイルスである．HCV は，血液を介してヒトからヒトへ感染する．感染経路として，現在は，医療従事者による針刺し事故，ピアスの穴あけ，刺青などが問題となる．B 型肝炎とは異なり，劇症化することは少ないが，約 70％の患者において感染が遷延して HCV キャリアとなり，多くの場合は慢性肝炎に移行する．無治療例の約 40％はやがて肝硬変へ進行し，その約 7％が肝がんを発症する．献血者に対する感染症予備検査において，HCV 抗体検査に加え，核酸増幅検査（個別 NAT）を実施して，ウイルス陽性の献血血液を輸血用血液製剤の原料から排除している．

Chimera (キメリズム)：キメラを参照.

CJD (Creutzfeldt-Jakob disease, クロイツフェルトヤコブ病)：プリオン病を参照.

CMV (cytomegalovirus)：サイトメガロウイルスを参照.

Cold agglutinin：寒冷凝集素を参照.

Column agglutination technology：カラム凝集法を参照.

Complement system：補体系を参照.

Coombs test (クームス試験)：直接抗グロブリン試験および間接抗グロブリン試験を参照.

Cryoglobulin：クリオグロブリンを参照.

Cryoprecipitate：クリオプレシピテートを参照.

C/T 比 （crossmatch/transfusion ratio）

手術用準備血において，準備法の効率性をみる指標である．交差適合試験を済ませて準備された血液単位数（C）と実際に輸血された単位数（T）の比であり，数字が 1 に近ければ理想的である．数字が 1 より大きいほど，実際の使用数よりも準備数が多いことになり，実情にそぐわず，無駄な検査（交差適合試験）を行っていることになる．

CTL （cytotoxic T lymphocyte）： 細胞傷害性 T 細胞を参照.

DAT （direct antiglobulin test）： 直接抗グロブリン試験を参照.

D-- （ディー・バー・バー）型

D-- は，Rh 血液型において，RhC/c 抗原と RhE/e 抗原の両方を欠失した稀な血液型である．*RhCE* 遺伝子の完全あるいは部分欠失，*RHCE-D-CE* ハイブリッド遺伝子の形成などにより，RhCE タンパクが欠失する．日常の Rh 血液型検査では，D 抗原のみを対象として検査を行っていることから，D-- は通常のRhD 陽性と判断されて，RhD 陽性血を輸血される可能性が高い．D-- の患者に通常の RhD 陽性血を輸血すると，容易に抗 C 抗体，抗 c 抗体，抗 E 抗体，抗 e 抗体が産生される．これらの不規則抗体を保有していない場合には，詳細な Rh 血液型検査を行うことはないことから，D-- を検出することは困難である．

DEL 型 （D elution phenotype）

DEL は，Rh 血液型における D variant の 1 つである．D 抗原が weak D よりもさらに減少し，抗 D 抗体による吸着解離試験によってのみ D 抗原が検出されるものをいう．

Dendritic cell： 樹状細胞を参照.

Dengue virus： デングウイルスを参照.

DHTR （delayed hemolytic transfusion reaction）： 遅延性溶血反応を参照.

Diego 血液型 (Diego blood group system)

　　Diego 血液型は，タンパク抗原系血液型であり，2 つの主要抗原である Di^a 抗原と Di^b 抗原により，Di（a+b−），Di（a+b+），Di（a−b+）の 3 つの表現型に分類される．Di^a 抗原は，蒙古系民族やアメリカインディアンが多く保有し，日本人では約 10％ が陽性である．抗 Di^a 抗体と抗 Di^b 抗体は，ほとんどが IgG 抗体であり，重篤な溶血性副反応と新生児溶血性疾患を引き起こす重要な抗体である．抗 Di^a 抗体あるいは抗 Di^b 抗体を保有する患者に輸血を行う場合には，Di^a 抗原あるいは Di^b 抗原を含まない血液製剤を選択する必要がある．

Dilutional coagulopathy: 希釈性凝固障害を参照．

DLI (donor lymphocyte infusion): ドナーリンパ球輸注療法を参照．

Donath–Landsteiner (DL) 抗体: 寒冷凝集素を参照．

2,3-DPG (2,3-disphosphoglycerate)

　　2,3-DPG は，解糖系の中間代謝産物であり，デオキシヘモグロビンと結合して酸素とヘモグロビンの結合を阻害する．赤血球の 2,3-DPG 濃度は，他の細胞と比較して非常に高く，赤血球の酸素親和性を調節している．赤血球製剤において，保存に伴い酸素運搬能が低下するのは，赤血球中の 2,3-DPG 濃度が減少するためである．

Double check: ダブルチェックを参照．

Duffy 血液型 (Duffy blood group system)

　　Duffy 血液型は，タンパク抗原系血液型であり，2 つの主要抗原である Fy^a 抗原と Fy^b 抗原により，Fy（a+b−），Fy（a−b+），Fy（a+b+），Fy（a−b−）の 4 つの表現型に分類される．Duffy 抗原は三日熱マラリアのレセプターであることから，Fy^a 抗原と Fy^b 抗原の両者をもたない Fy（a−b−）型では，三日熱マラリアに抵抗性を示す．抗 Fy^a 抗体は，溶血性副作用の原因

となることから，抗Fy^a抗体を保有する患者に輸血を行う場合には，Fy^a抗原を含まない血液製剤を選択する必要がある．

D variant

Rh血液型において，D variant は，抗Dモノクローナル抗体に対する反応性から，RhD陽性とRhD陰性の中間的な存在であり，古典的な分類では partial D, weak D, DEL の3種類が存在する．しかし，weak D と partial D はオーバーラップしていることから，現在は，抗原エピトープが欠失して抗原性が変化した D抗原が，量的にも減少している "weak partial D" あるいは "partial weak D" とされている．DEL は，RhD陰性の中で，抗D抗体による吸着解離試験によってのみD抗原が検出されるものであり，RhDタンパクの膜内あるいは膜貫通部のアミノ酸変異が認められる．日本人のRhD陰性者の約10%がDELである．

EBウイルス（Epstein-Barr virus：EBV）

EBV は，ヘルペスウイルスに属し，伝染性単核症，バーキットリンパ腫，上咽頭がん，血球貪食症候群などを引き起こす．主な感染経路は，EBV を含む唾液を介した感染である．ほとんどが幼児期に初感染を受けて不顕性感染のことが多いが，思春期以降に初感染を起こすと伝染性単核症を発症しやすい．EBV が感染すると，ウイルスの主な標的細胞であるB細胞が感染して感染B細胞が増殖するが，B細胞上のEBV抗原を認識した細胞傷害性T細胞（CTL）やナチュラルキラー（NK）細胞が増殖して感染B細胞を攻撃し，強い炎症反応を引き起こす．伝染性単核症において，末梢血中に出現する異型リンパ球は，感染B細胞の増殖に対してCTLが活性化したものとされている．

E型肝炎ウイルス（hepatitis E virus：HEV）

HEV は，一本鎖RNAウイルスでE型肝炎の原因ウイルスである．ヒト以外では，ブタなどがHEVに曝露されており，E型肝炎は人畜共通感染症の1つとされている．感染経路として，発展途上国において飲用水が下水で汚染される糞口感染が主体であったが，日本において，豚生レバーの摂食によると考えられる

E 型肝炎，およびイノシシの生レバーの摂食が原因と考えられる急性肝炎の死亡例が報告されている．従来，肝機能検査の ALT 値が異常値を呈した献血血液は，輸血用血液製剤の原料として使用していないが，輸血により伝播した HEV 感染症例が報告されており，HEV についても献血血液の安全性を担保する必要がある．

Electronic pretransfusion check：電子照合を参照.

Eosinophil：好酸球を参照.

EPO（erythropoietin）：エリスロポエチンを参照.

Erythroblast：赤芽球を参照.

Erythrocyte：赤血球を参照.

Erythrocyte indices（**赤血球恒数**）：全血算を参照.

Exchange transfusion：交換輸血を参照.

Extravascular hemolysis：血管外溶血を参照.

FFP（fresh frozen plasma）：新鮮凍結血漿を参照.

Fibrin glue：フィブリン糊を参照.

Fibrinogen preparation：フィブリノゲン濃縮製剤を参照.

FNHTR（febrile non-hemolytic transfusion reaction）：発熱性非溶血性輸血副作用を参照.

G-CSF（granulocyte colony-stimulating factor）：顆粒球コロニー刺激因子を参照.

Granulocyte: 顆粒球を参照.

Granulocyte transfusion: 顆粒球輸血を参照.

GVHD (graft-versus-host disease): 移植片対宿主病を参照.

Haptoglobin preparation: ハプトグロビン製剤を参照.

HBV (hepatitis B virus): B型肝炎ウイルスを参照.

HCV (hepatitis C virus): C型肝炎ウイルスを参照.

HDN (hemolytic disease of the newborn): 新生児溶血性疾患を参照.

Hematopoietic growth factor: 造血因子を参照.

Hematopoietic stem cell: 造血幹細胞を参照.

Hemoglobin (Hb): ヘモグロビンを参照.

Hemovigilance: ヘモビジランスを参照.

Heparin: ヘパリンを参照.

HEV (hepatitis E virus): E型肝炎ウイルスを参照.

HIV (human immunodeficiency virus): ヒト免疫不全ウイルスおよび後天性免疫不全症候群を参照.

HLA (human leukocyte antigen)
　　ヒトの主要組織適合抗原遺伝子複合体（MHC）をHLAという. ヒトのMHC抗原であるHLA抗原は, 分子構造からクラスⅠとクラスⅡに大別される. クラスⅠ分子は, 白血球を含めほとんどの有核細胞の細胞表面上に発現しており, HLA-A, HLA-B,

HLA-C などが該当する．クラス II 分子は，B 細胞，マクロファージ，活性化 T 細胞など限られた細胞表面に発現しており，HLA-DRB1，HLA-DQB1，HLA-DPB1 などが該当する．HLA 型には，HLA 抗原に対する抗血清を用いる血清型と，HLA のアリルを検出する DNA 型がある．同種造血幹細胞移植において，移植片対宿主病（GVHD）を防止するために，原則，HLA 適合ドナーで実施する．

HLA 適合血小板製剤（HLA-matched platelet preparation）

HLA 適合血小板製剤は，血小板減少症を伴う患者において，抗 HLA 抗体を保有するために通常の血小板製剤では効果がみられない場合（血小板輸血不応状態）に適応となる血小板製剤である．現行製剤として，濃厚血小板 HLA-LR「日赤」は，患者の HLA 型（クラス I）に適合する献血者（あらかじめ登録）から，血液成分採血により白血球の大部分を除去して採取した製剤である．20～24℃で振盪しながら貯蔵し，有効期間は採血後 4 日間である．多くの場合，血小板輸血の効果に改善が認められる．HLA 適合血小板輸血では HLA 型を優先するために，ABO 血液型不適合の血小板製剤を輸血する場合がある．

Hospital transfusion committee：輸血療法委員会を参照．

HSCT（hematopoietic stem cell transplantation）：造血幹細胞移植を参照．

HTLV-I（human T-lymphotropic virus type-I）：ヒト T リンパ向性ウイルス I 型を参照．

Human parvovirus B19：ヒトパルボウイルス B19 を参照．

Hyperviscosity syndrome：過粘稠度症候群を参照．

IAT（indirect antiglobulin test）：間接抗グロブリン試験を参照．

I&A (inspection and accreditation)

I&A（輸血機能評価認定）とは，日本輸血・細胞治療学会の輸血機能評価認定制度（I&A 制度）において，各医療施設で適切な輸血管理が行われているか否かを第三者（I&A 制度視察員）によって点検（I）し，認証（A）するシステムである．I&A 制度において，点検を受けるのは輸血部門そのものであり，安全な輸血療法を実践する体制および適正輸血を実践する体制が構築されている必要がある．I&A 制度において，輸血療法を行う限り少なくても整備しなければならない認定基準を満たす必要がある．

IC（informed consent）：インフォームド・コンセントを参照．

Immunoglobulin preparation：免疫グロブリン製剤を参照．

Informed consent：インフォームド・コンセントを参照．

Intravascular hemolysis：血管内溶血を参照．

Iron overload：鉄過剰症を参照．

Kell 血液型（Kell blood group system）

Kell 血液型は，タンパク抗原系血液型であり，5 組の対立抗原（K/k，$Kp^a/Kp^b/Kp^c$，Js^a/Js^b，K17/K11，K24/K14）と，14 種類の高頻度抗原と 7 種類の低頻度抗原から構成され，多くの抗原は 1 アミノ酸置換による．Kell 抗原は免疫原性が強く，重篤な溶血性副反応や新生児溶血性疾患を引き起こす．日本人では，ほとんどが kk，Kp（a−b+），Js（a−b+）型であり，抗 K 抗体による輸血副反応はほとんど問題とならない．

Kidd 血液型（Kidd blood group system）

Kidd 血液型は，タンパク抗原系血液型であり，2 つの主要抗原である Jk^a 抗原と Jk^b 抗原により，Jk（a+b−），Jk（a−b+），Jk（a+b+），Jk（a−b−）の 4 つの表現型に分類される．ヒト赤血球尿素輸送体（HUT11）タンパクは，Kidd 抗原と同一タンパクである．抗 Jk^a 抗体と抗 Jk^b 抗体は，ほとんどが IgG 抗体

欧文

であり，遅延性溶血反応を生じる重要な抗体である．抗 Jk^a 抗体あるいは抗 Jk^b 抗体を保有する患者に輸血を行う場合は，抗原陰性の血液製剤を選択する．

Landsteiner's law：ランドシュタイナーの法則を参照．

Leukoreduction filter（白血球除去フィルター）：保存前白血球除去を参照．

Lewis 血液型（Lewis blood group system）

Lewis 血液型は，糖鎖抗原系血液型であり，2 つの主要抗原である Le^a 抗原と Le^b 抗原により，Le（a−b+），Le（a+b−），Le（a+b+），Le（a−b−）の 4 つの表現型に分類される．日本人では Le（a−b+）型が多い．Lewis 血液型は，加齢に伴って変化する．新生児血球はすべて Le（a−b−）であるが，大部分の乳児が Le（a+b−）あるいは一時的に Le（a+b+）型となる．その後 2〜3 歳頃には，Le（a+b+）型の Le^a 抗原が退化して Le（a-b+）型となる．抗 Le^a 抗体は IgG クラスで補体結合性があり，抗体力価が強い場合には溶血を示すことがある．したがって，抗 Le^a 抗体を保有する患者に対して輸血を行う場合には，Le^a 抗原の陰性血を選択する必要がある．

LISS（low ionic strength saline）

LISS は，輸血関連検査において，反応溶液のイオン強度を下げることで，赤血球と抗体との反応を増強する試薬の 1 つである．通常の反応系において，赤血球は陰性荷電を帯びており，ナトリウムイオン（Na$^+$）が赤血球の周囲を取り囲んで陽性荷電のネットを形成し，赤血球同士は互いに反発している（ゼータ電位）．LISS は，生理食塩液よりも Na$^+$ が少ないために，赤血球表面に集合する Na$^+$ も少なく，ゼータ電位も低くなることで，抗体がより有効に赤血球と反応する．他の反応増強剤として，重合アルブミンは，赤血球の界面電圧を下げて赤血球間の反発力を低下させ，IgG が結合した赤血球同士の凝集を促進する．

Lookback：遡及調査を参照．

Lymphocyte: リンパ球を参照.

Major mismuch: メジャーミスマッチを参照.

MAP 液 (mannitol adenine phosphate citrate dextrose solution)

MAP 液とは，赤血球製剤に添加されている赤血球保存用添加液である．組成として，D-マンニトール（M），アデニン（A），リン酸二水素ナトリウム（P），クエン酸ナトリウム水和物，クエン酸水和物，ブドウ糖，塩化ナトリウムから構成されている．現行で繁用される赤血球液 -LR「日赤」は，製品名に MAP の記載はないが，製剤の製造工程において MAP 液が添加されている．

Massive transfusion: 大量輸血を参照.

Megakaryocyte: 巨核球を参照.

Minor mismuch: マイナーミスマッチを参照.

Mistransfusion: 過誤輸血を参照.

Monocyte: 単球を参照.

MSBOS (maximum surgical blood order schedule): 最大手術血液準備量を参照.

NAT (nucleic acid amplification testing): 核酸増幅検査を参照.

Natural killer (NK) cell: ナチュラルキラー（NK）細胞を参照.

Neutropenia: 好中球減少症を参照.

Neutrophil: 好中球を参照.

欧文

Para-Bombay phenotype: パラボンベイ表現型を参照.

Partial D 型 (partial D phenotype)

　　Partial D は，古典的な分類において，Rh 血液型における D variant の 1 つである．現在，異常な D 抗原（RhD エピトープが欠失）が量的にも減少している "weak partial D" あるいは "partial weak D" とされている．抗 D モノクローナル抗体の反応性の違いにより分類されており，現在 91 タイプが報告されている．日本人における頻度は，14 万から 23 万人に 1 人とされている．輸血時の取り扱いについて，供血者となる時は RhD 陽性（抗原性が変化していても免疫原性あり），受血者となる時は RhD 陰性（抗 D 抗体が産生される可能性がある）として扱う.

PBSCT (peripheral blood stem cell transplantation)：末梢血幹細胞移植を参照.

Perioperative blood transfusion: 周術期輸血を参照.

Phagocyte: 食細胞を参照.

Phlebotomy: 瀉血を参照.

Plasmapheresis: 血漿交換療法を参照.

Plasma preparation: 血漿分画製剤を参照.

Platelet: 血小板を参照.

Platelet dysfunction: 血小板機能異常症を参照.

Platelet preparation: 血小板製剤を参照.

Platelet transfusion: 血小板輸血を参照.

Platelet transfusion refractoriness: 血小板輸血不応状態を参照.

Polyagglutination: 汎血球凝集反応を参照.

Post-transfusion bacterial infection: 輸血後細菌感染症を参照.

Post-transfusion hepatitis: 輸血後肝炎を参照.

Post-transfusion purpura: 輸血後紫斑病を参照.

PPP (platelet poor plasma): 乏血小板血漿を参照.

Primary hemostasis: 一次止血を参照.

Prion: プリオン病を参照.

PRP (platelet rich plasma): 多血小板血漿を参照.

PT-GVHD (post-transfusion graft-versus-host disease): 輸血後移植片対宿主病を参照.

Pyroglobulin: パイログロブリンを参照.

Red blood cell preparation: 赤血球製剤を参照.

Red blood cell transfusion: 赤血球輸血を参照.

Reduced-intensity stem cell transplantation: ミニ移植を参照.

Reticulocyte: 網赤血球を参照.

Rh 血液型 (Rhesus〔Rh〕blood group system)

　　Rh 血液型システムは，タンパク抗原系血液型の代表的なものであり，ABO 血液型に次いで臨床的に重要である．Rh 血液型抗原は，現在，52 抗原が同定されているが，D, C, c, E, e の 5 抗原が主要な抗原として重要である．この中で，D 抗原は

欧文

最も免疫原性が強く，臨床的に重要である．通常，Rh 陽性という言い方は D 抗原陽性を，Rh 陰性は D 抗原陰性をさす．日本人の RhD 陰性の頻度は，0.5％（200 人に 1 人）と少ない．抗 D モノクローナル抗体に対する反応性から，RhD 陽性と RhD 陰性の中間的な D variant が存在する．RhD 陰性患者に RhD 陽性血を輸血した場合，D 抗原の感作により抗 D 抗体を産生させる．患者が妊娠可能な女性（女児を含む）の場合には，Rh 血液型不適合妊娠の原因となるので注意を要する．

Rh 血液型検査 (laboratory tests for Rh blood group system)

Rh 血液型をルーチン検査として検査する場合は，主要 5 抗原の中で最も免疫原性が強い D 抗原について検査を行う．RhD 血液型の具体的な検査方法としては，ABO 血液型検査のオモテ試験を実施する際に，試験管内で抗 D モノクローナル抗体 1 滴と 3％被験血球 1 滴を混合してよく振って混和し，3,400 rpm で 15 秒間遠心した後，凝集の有無を判定する．凝集反応が認められれば，D 抗原陽性である．

Rh$_{null}$ 型 (Rh$_{null}$ phenotype)

Rh$_{null}$ は，Rh 血液型において，RhD 抗原，RhC/c 抗原，RhE/e 抗原をすべて欠失したものをいう．*RHD* 遺伝子および *RHCE* 遺伝子の両方に変異を有する amorph type と，Rh 関連糖タンパク（RhAG）の欠損により Rh タンパクの発現が抑制される regulator type がある．

Rouleaux formation：連銭形成を参照.

SBOE (surgical blood order equation)：手術血液準備量計算法を参照.

Secondary hemostasis：二次止血を参照.

Serologic crossmatch：交差適合試験を参照.

TACO（transfusion-associated circulatory overload）: 輸血随伴循環過負荷を参照.

T&S（type & screen）: タイプ＆スクリーンを参照.

Thrombocytopenia: 血小板減少症を参照.

TRALI（transfusion-related acute lung injury）: 輸血関連急性肺障害を参照.

Transfusion dependence: 輸血依存性を参照.

Transfusion service: 輸血部門を参照.

Transfusion transmitted infection: 輸血感染症を参照.

Trendelenburg position: トレンデレンブルグ体位を参照.

Universal leukoreduction: 保存前白血球除去を参照.

vCJD（variant Creutzfeldt-Jakob disease）: 変異型クロイツフェルトヤコブ病を参照.

Vitamin K-dependent coagulation factor: ビタミンK依存性血液凝固因子を参照.

VVR（vaso-vagal reaction）: 血管迷走神経反応を参照.

vWF（von Willebrand factor）: ヴォン・ヴィレブランド因子を参照.

WBIT（wrong blood in tube）
　　WBITは，英語表記では文字通り，採血管の血液検体は当該患者のものではなく，別の患者から採血されたものである，ことを示す用語である．日本では，患者誤認血液サンプルとして知ら

れる．採血管の外見から，当該患者の血液検体であるか否かはわからない．輸血部門では，血液型検査の依頼の有無にかかわらず，ABO 血液型検査を行って当該患者の過去の検査履歴と照らし合わせ，提出された採血管が当該患者の検体であることを確認するのが一般的である．初診患者の場合は，過去の検査履歴を参照できないため，確認するためには 2 番目の血液検体が必要となる．

Weak D 型（weak D phenotype）

Weak D は，古典的な分類において，Rh 血液型における D variant の 1 つである．現在，異常な D 抗原（RhD エピトープが欠失）が量的にも減少している "weak partial D" あるいは "partial weak D" とされている．輸血時の取り扱いは，供血者となる時は RhD 陽性（抗原量が減少していても D 抗原の免疫原性は高い），受血者となる時は RhD 陰性（抗 D 抗体が産生される可能性がある）として扱う．

West Nile virus: 西ナイルウイルスを参照．

Whole blood transfusion: 全血輸血を参照．

Window period: ウインドウ・ピリオドを参照．

Wristband: リストバンドを参照．

Yersinia: エルシニア菌を参照．

Zika virus: ジカウイルスを参照．

参考図書

1. 血液製剤の使用にあたって. 第 5 版. じほう; 2017.

2. 大坂顯通, 編著. 輸血学テキスト. 中外医学社; 2013.

3. 大坂顯通. 輸血学・血液学小事典. 中外医学社; 2017.

4. 大坂顯通. 内科系輸血ガイドブック. 中外医学社; 2016.

5. 大坂顯通, 編著. 輸血療法トラブルシューティング. 中外医学社; 2006.

6. 看護師のための臨床輸血. 第 2 版. 中外医学社; 2017.

7. 大戸　斉, 大久保光夫, 編集. わかりやすい周産期・新生児の輸血療法. メジカルビュー社; 2009.

8. 大久保光夫, 前田平生. よくわかる輸血学. 第 3 版. 羊土社; 2018.

実践！ 輸血ポケットマニュアル ©

発　行	2018 年 5 月 25 日　　1 版 1 刷
著　者	大　坂　顯　通
	大　久　保　光　夫
発行者	株式会社　中外医学社
	代表取締役　青　木　　滋

〒162-0805　東京都新宿区矢来町 62
電　　話　　(03)3268-2701 (代)
振替口座　　00190-1-98814 番

印刷・製本/三和印刷(株)　　　　　　　＜MS・HU＞
ISBN978-4-498-01928-7　　　　　　Printed in Japan